건강의 바로미터

고관절 혁명

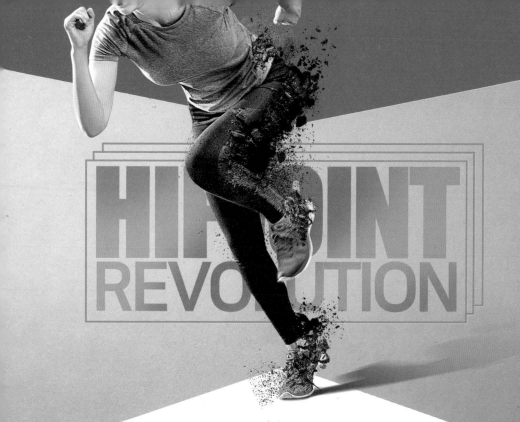

건강의 바로미터

고관절 혁명

고관절이 무너지면 생명이 위험하다

김태영 조승익 지음

국일미디어

고관절이 무너지면
온몸이 무너진다

어릴 때부터 뭔가 조립하고 만들기를 좋아해서 추석이나 설날에 용돈을 받으면 항상 완구점으로 뛰어가 나름 복잡해 보이는 조립 완구를 사곤 했다. 며칠을 낑낑대며 조립하여 완성된 완구를 보면서 무척 뿌듯해 했던 어린시절이 기억난다.

　내가 인턴으로 근무하던 시절 의사로서 평생 즐겁고 보람을 느낄 수 있는 과를 고민하던 중이었다. 교통사고로 환자의 다리가 처참하게 손상되어 절단해야 할 것만 같은 환자가 있었는데, 일리자로프라는 조립 완구 같은 의료용 기구를 이용해 수년간 수차례의 수술을 거쳐 점차 손상된 다리가 회복되고 그 환자가 밝게 웃으며 걸어서 퇴원하던 날 나는 정형외과를 선택하리라고 결정하게 되었고 그후 어언 26년이란 세월이 흘렀다.

　정형외과 중에서도 고관절 세부 분야는 특히 위험한 구조물들이 많아 고난도의 기술이 요구되면서도 동시에 수술 결과가 가장 좋은 분야다. 어려운 만큼 성취도가 높아 지금도 이런 매력에 이끌려 나름 즐겁고 보람찬 의사생활을 하고 있다고 생각한다.

삶의 질을 위협하는 고관절 이상

고관절은 그동안 관절염이나 무혈성괴사 정도의 질환만 알려져 있었지만 최근 수많은 연구를 통해 고관절에서의 연골 손상, 비구 손상, 충돌증후군 등 다른 관절에서 보이던 다양한 질환들이 고관절에서도 발생하고 있다는 사실이 보고되고 있다. 실제로 네 발로 걸어다니는 동물에서의 앞다리는 사람의 어깨 부위에 해당하고, 뒷다리는 사람의 고관절에 해당되기 때문에 어깨에서 발생할 수 있는 질병들이 (예를 들어 오십견, 극상근 파열, 외전근 파열 등) 구조나 기능 면에서 비슷한 고관절에서도 나타날 수 있다는 것이다.

고관절은 큰 힘을 받는 데다가 가동 범위가 넓기 때문에 작은 손상이나 약한 관절염에도 심한 불편감이나 고통을 느끼게 된다. 게다가 다른 관절은 이상이 생겨도 어느 정도 일상생활이 가능하지만 고관절에 문제가 생기면 움직이는 것 자체가 무척 힘들고, 심할 때는 누워 있어야만 한다. 연세가 드신 분들이 오랫동안 누워 있게 되면 여러 가지 합병증이나 문제가 발생한다. 심하면 죽음에 이를 수도 있다. 결코 가볍게 볼 수 없는 것이 고관절 관련 질병이다. 그러므로 누구라도 고관절 관리를 잘해야 한다. 고관절이 튼튼해야 꼿꼿하고 건강하게 살 수 있다.

나의 평생의 선생님

아주 전문적인 정보들도 인터넷을 통해 손쉽게 접할 수 있는 세상이다. 의학 지식이라고 예외는 아니다. 좋은 점도 있지만 부작용도 만만치 않다. 근거도 없는 여러 의학 정보들이 인터넷에 떠돌고, 그런 정보들을 여과 없이 받아들이는 바람에 낭패를 경험한 환자들을 진료실에서 자주 만난다.

그때마다 의학적 근거가 분명하면서도 일반 사람들이 쉽게 읽을 수 있는 고관절 도서가 있었으면 좋겠다는 생각을 했다. 그때 마침 국일 미디어 편집장님이 고관절 건강을 위한 도서 집필을 부탁해왔다. 이 책은 그렇게 해서 탄생했다.

이 책을 쓰기 위해 작년 3월부터 수많은 고관절 관련 연구자료와 발표자료, 진료 경험, 환자들의 경험담들을 정리했다. 그리고 여러 고관절 관련 질환에 맞는 적절한 운동법을 찾아내기 위해 고민도 많이 했다. 그 과정을 통해 고관절 분야를 다시 한 번 통합적으로 정리해 보는 귀중한 시간을 가질 수 있었다. 개인적으로 너무나 고맙고 소중한 시간이었다.

고관절 치료나 수술을 받은 환자들에게 사후 관리에 대해 충분히 설명하고 안내하지 못하는 데서 오는 아쉬움이었다. 물론 나름대로 자세히 안내하고 설명한다고 하지만 모든 것을 다 이야기할 수 있는 것은 아닌 만큼, 환자 입장에서는 늘 불충분하고 아쉬웠을 것이다. 그런 의미에서 진료실에서 미처 다 이야기하지 못한 내용들을 이 책에 충분히 담았다고 생각하니 한결 마음이 편안해지는 기분이다.

마지막으로 내게 진료나 수술을 받은 환자들에게 감사 인사를 드리고 싶다. 진료나 수술을 하는 사람은 언제나 나였지만 나는 환자들을 통해 늘 큰 가르침을 배웠다. 그들을 통해 큰 보람과 기쁨을 경험하기도 했다. 그래서 나는 늘 그분들을 평생의 선생님으로 생각하고 있다. 이 지면을 빌어 다시 한번 그분들에게 진심으로 고마운 마음을 전하고 싶다.

2024년 5월

8층 연구실에서

김태영

차례

1부 건강의 바로미터
고관절

1장 왜 고관절이 중요한가?

3장 고관절 문제로 생기는 2차 질병들

2부 통증의 99%는 고관절 문제다

1장 통증 문제의 원인은 고관절에 있다

3부 — 고관절 통증 완화를 위한 운동법과 생활습관

1장   고관절을 강하고 유연하게 만드는 운동법 – 걷기

5장 고관절 수술 후 관리와 재활 운동

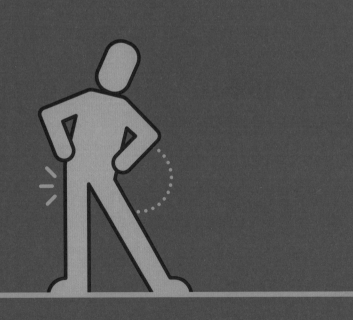

건강의
바로미터
고관절

1장

왜 고관절이
중요한가?

01

사람의 모든 움직임에 관여하는 관절

사람의 몸은 무수히 많은 뼈에 살이 붙어있는 형태로 이뤄져 있다. 성인을 기준으로 사람의 뼈는 모두 206개다. '성인을 기준으로'라는 단서를 단 까닭은, 신생아는 이보다 훨씬 많은 300개 이상의 뼈를 갖고 있기 때문이다.

300개가 넘는 뼈를 갖고 태어난 아기는, 자라면서 일부 작은 뼈들이 하나로 합쳐진다. 그 과정에서 부드럽고 연약했던 뼈는 더 크고 단단한 뼈가 된다. 그러다가 성인이 되면 최종적으로 약 206개의 뼈를 갖는다. '약 206개'라고 한 것은, 작은 뼈들의 융합이 성인이 된 뒤에도 계속 진행되기 때문이다. 따라서 우리 몸의 뼈 개수는 사람마다 다르다. 206개란 성인의 평균 뼈 개수라고 생각하면 된다.

우리 몸의 수많은 뼈는 서로 연결되어 각각의 기능을 발휘한다. 이때 뼈와 뼈가 연결되는 곳이 관절이다. 딱딱한 뼈로 이뤄진 인간의 몸이 로봇보다 훨씬 유연하고, 섬세하게 움직일 수 있는 것은 뼈 개수만큼 많은 관절 덕분이다.

수많은 관절 가운데 가장 크고 중요한 것이 고관절이다. 따라서 고관절은 무척 강하고 안정적인 구조로 되어 있다. 여기에다 튼튼한 허벅지와 엉덩이 쪽의 두툼한 근육으로 잘 보호받고 있다. 그러므로 다른 관절에 비해 손상받을 위험이 적다.

고관절이 크고 튼튼하면서도 잘 보호받고 있는 것은 이유가 있다. 사람의 기본적인 능력인 서고, 걷고, 앉고, 구부리고, 몸의 균형을 유지하는 데 직접 관여하는 관절이기 때문이다. 한마디로 사람의 모든 움직임에 관여하는 것이 고관절이다. 그러므로 고관절에 문제가 생기면 기본적인 움직임을 제한받는다. 이것은 삶의 질이 급격하게 떨어지게 되는 것을 뜻한다.

고관절은 그 중요성에 걸맞게 쉽게 손상받지 않도록 잘 설계되어 있지만, 한 번 손상을 입으면 반복해서 손상 입기도 쉽다. 또 손상을 받았을 때 사람이 경험해야 하는 통증과 불편함, 후유장해가 다른 관절에 비해 무척 심하다. 회복에 걸리는 시간 또한 많이 필요하다. 이런 의미에서 고관절은 다른 관절보다 훨씬 더 잘 보호하고, 관리해야 하는 신체 부위이기도 하다.

고관절이 어디예요?

고관절은 대부분의 사람에게 무척 익숙한 말이다. 하지만 정확한 위치가 어딘지 말해보라고 하면 머뭇거리는 사람들이 많다. 다른 관절에 비해 관찰이 쉽지 않기 때문이다.

고관절의 '고(股)'자는 넓적다리 '고'자다. 따라서 말 그대로 하면, '넓적다리뼈(허벅지뼈, 대퇴골) 관절'이다. 의학적으로 고관절을 좀 자세히 정의하면, 양쪽 골반과 양쪽 대퇴골을 연결하는 관절이다. 쉽게 말해 상체와 하체를 연결하는 관절이다. 정확한 위치는 골반 끝에서 사타구니 쪽으로 집게손가락 길이만큼 내려간 곳에 있다고 보면 된다.

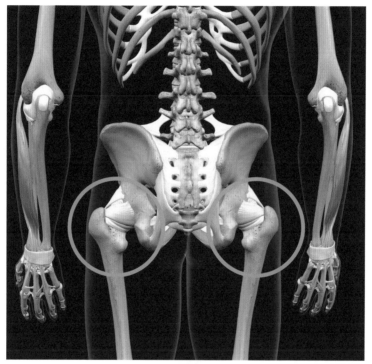

고관절

딱딱한 뼈로 전신을 이루고 있는 사람이 로봇과 달리 섬세하게 움직일 수 있는 이유가 무수히 많은 관절 때문이라고 했다. 하지만 관절은 우리 몸에서 따로 떼어 낼 수 있는 것이 아니다.

사람의 몸에는 뼈도 있고, 심장도 있고, 피도 있고, 간도 있다. 그 모든 것들은 따로 떼어내어 관찰할 수 있다. 하지만 관절은 그렇지 못하다. 관절이란 위치만 있지 형태를 갖고 있는 것이 아니기 때문이다.

이것은 관절 건강을 이해하는 데 중요한 포인트가 될 수 있다. 관절은 뼈와 뼈가 만나는 지점을 말하고, 그곳을 가득 채우고 있는 것은 활액(관절액, 윤활액)이다. 그리고 활액을 분비하는 활액막이 관절을 감싸고 있다. 그곳을 중심으로 연골과 인대, 근육과 힘줄이 자리하고 있다. 그러므로 '뼈와 뼈가 만나는 곳에 있는 주변 조직들이 한데 어우러져 관절을 이룬다'라고 하는 것이 정확한 표현일 것이다.

━━ 관절은 보호해야 할 대상

관절은 그 자체로 따로 떼어낼 수 있는 것이 아니므로 튼튼하게 한다거나 건강하게 할 수 있는 대상이 아니다. 그런데도 일상에서 '관절을 튼튼하게 하도록 노력해야 한다'는 말을 쉽게 한다. 그렇다면 무엇을 튼튼하게 한다는 말일까?

관절을 튼튼하게 한다고 할 때는, 관절을 이루고 있는 뼈와 근육을 튼튼하게 한다는 의미로 알아들어야 한다. 그리고 적절한 운동을 통해 관절을 이루는 연골과 인대, 그중에서도 특히 연골을 부드러운 상태로 잘 유지하기 위해 노력해야 한다는 의미다. 관절이 망가져 움직이는 데 장애를 일으키는 것은 궁극적으로 연골의 문제이기 때문이다.

근육은 사람이 인위적으로 튼튼하게 할 수 있다. 혈관이 풍부하기 때문이다. 운동을 열심히 하면 혈관을 통해 산소와 영양분이 활발히 공급되면서 근육이 두꺼

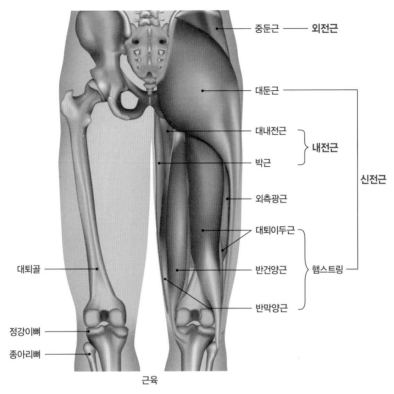

중둔근 ——— 외전근

대둔근

대내전근
박근 } 내전근

외측광근

대퇴이두근
반건양근 } 햄스트링
반막양근

신전근

대퇴골

정강이뼈
종아리뼈

근육

※ **외회전근**-p 188 / **굴곡근**-p 284 참고

워지고 튼튼해진다. 하지만 연골과 인대는 다르다. 운동을 열심히 한다고 연골과 인대가 튼튼해지는 것은 아니다. 근육과 달리 혈관이 거의 없기 때문이다.

　따라서 연골과 인대는 근육과 비교할 수 없을 정도로 강한 조직으로 되어 있지만, 한 번 손상을 입으면 회복이 어렵다. 그러므로 관절 주변의 근육은 튼튼하게 해야 할 대상이 맞지만, 연골과 인대는 손상받지 않게 잘 보호해야 할 대상이다.

보호하기 위해서는 어떻게 해야 할까? 연골과 인대가 늘 유연한 상태에 있도록 해야 한다. 그래야만 충격이 가해졌을 때 손상을 입지 않는다. 만약 연골이 딱딱한 상태에서 갑자기 큰 힘이 가해지면 어떻게 될까? 당연히 손상을 입는다. 겨울철 빨래를 마당에 널어놓으면 뻣뻣하게 얼 때가 있다. 그때 빨랫감에 강한 충격을 주면 옷감이 부러진다.

빨래가 얼어 있을 때는 한 번의 강한 충격으로도 옷감이 부러질 수 있지만, 얼지 않은 상태의 옷감을 찢으려고 하면 꽤 큰 힘이나 칼이나 가위가 필요하다. 관절을 이루는 연골도 이와 비슷하다고 생각하면 된다.

연골과 인대는 구조적으로 튼튼하므로 부드러운 상태에서는 웬만한 충격이 가해져도 손상을 입지 않는다. 하지만 딱딱한 상태에서는 크지 않는 충격에도 쉽게 손상된다. 평소 적당한 운동과 스트레칭으로 고관절의 연골과 주변 인대를 유연하게 해야 하는 이유가 여기 있다.

02

가동 범위가 넓어
무리하기 쉬운 고관절

인간이 동물과 다른 점은 여러 가지가 있다. 그 가운데 가장 중요한 것을 꼽으라고 하면 직립 보행이다. 이 직립 보행을 가능하게 하는 것이 고관절이다.

사람의 고관절 모양을 보면 그 이유를 잘 알 수 있다. 고관절이 있는 골반이 항아리처럼 동그란 모양을 띠고 있다. 같은 영장류라도 고릴라나 침팬지는 골반이 부챗살처럼 활짝 펼쳐져 있다. 이 때문에 다리가 벌어질 수밖에 없다. 그 결과 완벽한 직립 보행이 불가능하다.

사람의 골반은 항아리처럼 동그랗다 보니 골반과 연결된 다리를 안으로 반듯하게 모을 수 있다. 이 때문에 똑바로 설 수 있다. 게다가 튼튼한 고관절이 무거운 상체를 떠받쳐 주기 때문에 똑바로 선 상태에서 안정적으로 걷거나 뛸 수 있다.

다른 영장류들의 고관절은 부챗살처럼 퍼져 있는 데다, 상체를 충분히 지탱해줄 만큼 크고 튼튼하지 못하다. 따라서 일시적으로 몸을 똑바로 세울 수는 있지만, 그 상태에서 오랫동안 걷거나 뛸 수는 없다. 고관절이 상체의 무게를 견디지 못하기 때문이다.

사람의 고관절 가동 범위 또한 다른 동물과 달리 무척 넓고 다양하다. 덕분에 인간은 다른 동물과 비교했을 때 몸이 움직이는 범위가 넓고 섬세하다. 기능 하나 하나를 떼어 놓고 보면 다른 동물에 비해 뛰어나다고 할 수 없지만, 종합적으로 놓고 보면 인간의 신체 기능은 다른 동물을 훨씬 능가한다.

인간은 똑바로 설 수 있을 뿐 아니라 선 상태에서 아주 빠른 속도로 달릴 수 있다. 또 제법 빠른 속도로 뒤로 걷거나 뛸 수도 있다. 양옆으로도 빠르게 움직일 수 있다. 이런 능력을 모두 가진 동물은 인간 말고는 없다.

이뿐만이 아니다. 땅바닥을 길 수도 있고, 높은 곳을 기어 올라갈 수도 있다. 몸을 굴릴 수도 있고, 적절한 훈련을 받으면 물속에서도 자유롭게 움직일 수 있다. 이 모든 움직임이 가능한 이유가 발달한 고관절을 갖고 있기 때문이다.

━━ 혹사당하는 고관절

고관절의 기능과 역할이 다양하다 보니 사람의 일상생활이 고관절의 입장에서는 혹사로 이어지기도 한다. 실제로 고관절은 사람의 몸에 있는 무수한 관절 가운데 가장 일을 많이 하는 관절이다. 인간의 모든 행동에 직접 관여하기 때문이다.

다른 관절은 사람이 의식적으로 움직일 때만 기능한다. 따라서 일상생활을 하다 보면 기능과 휴식 사이를 적절히 오간다. 하지만 고관절은 다르다. 자리에 누워 잠을 자는 시간을 빼고 나면 끊임없이 기능만 한다.

예컨대 편안하게 의자에 앉아 있을 때, 다른 관절은 휴식 상태가 되지만 고관절은 그렇지 못하다. 앉는다는 행위조차 고관절 입장에서는 힘겹게 상체를 지탱 중인 기능 상태다. 그러다가 일어서면 또 순간적으로 고관절에 엄청난 압력이 가해진다.

고관절이 받는 압력은 우리가 생각하는 것보다 훨씬 강도가 세다. 고관절은 한 번 걸음을 내디딜 때마다 자기 몸무게의 3~4배 정도의 압력을 받는다. 몸무게가 60kg인 사람이 한 번 걸음을 내디딜 때 고관절에 가해지는 힘은 180~240kg이다. 뛸 때는 자기 몸무게의 10배 이상의 힘이 고관절에 실린다.

이처럼 단순히 걷기만 해도 고관절은 엄청난 힘을 받아내야 한다. 건강할 때는 이를 잘 느끼지 못하지만, 고관절에 문제가 생겨 통증이 있을 때면 그 압력을 제대로 실감할 수 있다.

걸음을 멈춘다고 압력이 사라지는 것도 아니다. 걸을 때만큼은 아니지만 고관절은 최소한 자신의 상체 무게만큼의 압력을 받으면서 서 있다. 게다가 균형을 잡기 위해 고관절 주변의 근육에 엄청난 힘이 가해진다. 고관절 입장에서는 서 있는 것도 큰 노동인 셈이다.

이처럼 고관절은 더 큰 압력과 좀 작은 압력 사이를 오가며 온종일 기능 상태에 있다. 잠자리에 들기 전까지 고관절에게 휴식이란 없다. 고관절을 두고 우리 몸에서 가장 혹사당하는 기관이라고 하는 것은 이 때문이다. 그러므로 인위적인 노력을 기울여 적절한 관리를 하지 않으면 문제를 일으킬 위험이 많은 것이 고관절이다.

═══ 고관절을 위협하는 현대인의 생활방식

다른 모든 관절이 그렇겠지만 고관절은 너무 많이 기능해도 문제를 일으키지만, 너무 안 해도 문제가 된다. 결국 적절한 기능과 휴식이 균형을 이룰 때 건강한 고관절 상태를 유지하게 된다.

이 균형을 유지하는 가장 좋은 방법은 약한 압력 상태에서 적절히 움직이는 것이다. 건강한 고관절 유지를 위해 수영처럼 관절에 무리가 가지 않는 운동을 많이 하도록 권장하는 것은 이런 이유에서다.

하지만 불행하게도 현대인의 생활방식이라는 것이 기본적으로 책상에 앉아 있는 시간이 많다. 무엇보다 청소년들이나 직장인들의 경우, 하루 대부분을 책상에 앉아서 보낸다. 이런 생활방식은 고관절 건강을 위협하는 중요 요소다.

오래 앉아 있는 것만 해도 고관절에 무리가 가는데, 바르지 못한 자세로 앉아 있게 되면 반드시 문제가 생긴다. 예전에는 고관절 문제가 주로 고령층에서 많이 발생했지만, 최근에는 그 연령대가 점점 낮아지고 있다. 생활방식의 변화와 관계가 있다고 볼 수 있다. 사정이 이런데도 고관절 건강에 신경을 쓰는 사람들은 드물다.

사람들은 무거운 물건을 들 때 허리나 손목관절에 신경을 쓴다. 높은 곳에서 뛰어내리거나, 계단을 오르내릴 때는 무릎관절에 신경을 쓴다. 하지만 어떤 행동을 할 때 고관절에 신경을 쓰는 경우는 극히 드물다.

그 이유는 앞서 이야기한 것처럼, 고관절 주변을 많은 근육이 감싸고 있어 우리 눈에 잘 보이지 않기 때문이다. 또 그런 이유로 다른 관절에 비해 통증을 느끼는 민감도가 낮기 때문이다. 그러다 보니 고관절이 많이 망가지기 전까지 문제의 심각성을 잘 모를 때가 많다. 하지만 통증을 느끼기 시작했다면 이미 고관절 문제가 많이 진행된 뒤라는 사실을 알아야 한다.

중요한 것은 고관절에 생기는 문제는 고관절로 그치지 않는다는 점이다. 고관절에 이상이 생기면 필연적으로 허리와 무릎관절, 나아가 척추관절과 목관절에도 영향을 미친다. 건강한 삶을 위해 고관절 관리가 무엇보다 중요한 이유가 여기에 있다.

03

인간의 노화는
고관절에서 시작된다

언제부턴가 나이를 먹는다는 것이 아쉬움을 넘어 인간이 극복해야 하는 질병처럼 여겨지기 시작했다. '안티에이징'이란 이름의 노화 방지 산업이 세계적으로 급격하게 성장하고 있는 것도 이런 이유 때문이다.

2022년, 전 세계 안티에이징 시장 규모는 약 450억 달러였다. 보통 사람이라면 이것이 어느 정도 규모인지 감이 잡히지 않을 것이다. 집마다 한 대씩은 있을 자전거 시장이 2021년 기준 약 590억 달러였다. 이와 비교해 보면 안티에이징 시장 규모가 어느 정도인지 짐작할 수 있을 것이다.

그렇다면 안티에이징 산업의 뿌리를 이루는 것이 무엇일까? 안타깝게도 현재 안티에이징 산업을 이끄는 것은 주름과 피부 개선 관련 산업이다. 쉽게 말해 성형과 각종 시술이 주를 이루는 미용 산업이다.

━━━ 체형을 무너뜨리는 고관절

'늙는다'라고 하면, 얼굴 주름과 피부 노화를 먼저 생각한다. 이 때문에 주름을 없애고, 피부를 더 탱탱하게 만들기 위해 많은 돈과 시간과 노력을 아끼지 않는다. 그것이 노화를 늦추고, 더 젊고 건강하게 사는 것이라 생각한다.

하지만 과연 그럴까? 정말 사람의 노화는 얼굴의 주름과 피부 처짐으로 시작될까? 안타깝지만 꼭 그렇지는 않다. 사람의 노화는 피부와 밀접한 관계가 있지만, 결정적인 것은 몸의 자세에서 시작한다.

우리는 젊고 건강한 사람을 표현할 때 꼿꼿이 서 있는 모양으로 단순화해서 그린다. 늙고 약한 사람을 표현할 때는 허리를 구부정하게 표현한다. 허리가 구부정하다는 그 특징 하나로 그 사람은 늙고, 약한 사람이 된다.

얼굴에 주름살이 하나도 없고 피부도 탱탱하지만, 자세가 구부정하고 움직임이 어눌하다면, 또 서 있거나 걸을 때 힘이 느껴지지 않는다면, 우리는 그런 사람을 보고 젊고 건강하다고 말하지 않는다.

반대로 얼굴에 주름이 있고 피부도 좀 까칠하지만, 자세가 반듯하고, 움직임에 거침이 없으며, 힘이 느껴진다면 우리는 그런 사람을 보고 '(나이에 비해) 건강하다'고 말한다. 이처럼 사람의 노화는 얼굴 주름과 피부 처짐으로도 오지만, 결정적인 것은 자세와 움직임에서 시작한다.

나이가 들면 왜 몸이 구부정하게 되고, 움직임에 힘이 없어지게 될까? 1차적인 이유는 노화로 인해 약해진 척추 때문이지만 이로 인해 고관절에 비정상적인 하중이 가해질 수 있다. 그 결과 체형이 무너지면서 몸이 구부정해지고 행동이 어눌해 질 수 있다.

사람은 외부의 위협으로부터 자신을 보호하려고 할 때 본능적으로 몸을 웅크린다. 신체 내부의 장기에서 비롯된 통증이 있을 때도 몸을 웅크린다. 모두 자신을 보호하기 위해서다. 나이가 들면서 자세가 무너지고, 허리가 굽는 것도 이와 같은 이치다. 척추와 고관절이 튼튼하지 못해 몸에 가해지는 압력을 견디지 못할 정도가 되면, 몸은 자신을 보호하기 위해 허리가 굽고, 어깨를 움츠리게 된다. 이것이 노화의 시작이라 할 수 있다.

━━ 고관절이 튼튼해야 건강하고 아름다운 사람

건강과 젊음을 조금이라도 더 오래 유지하기 원한다면 얼굴 주름과 피부 탄력성에만 신경 쓸 것이 아니라 고관절 관리에 신경 써야 한다.

고관절이 노화의 잣대가 되는 이유는 가동 범위가 넓기 때문이다. 고관절의 움직임을 살펴보면 굽히고, 펴고, 벌리고, 모으고, 바깥쪽으로 돌리고, 안쪽으로 돌리는 여섯 가지다. 어깨관절보다는 가동 범위가 작지만, 고관절이 상체와 하체를 연결하는 큰 관절이라는 점에서 사람의 신체에 미치는 영향은 훨씬 크다. 따라서 고관절이 건강하지 못하면 젊음이 갖는 여러 가지 특징들을 조금씩 잃어버리게 된다.

트랙을 달리는 육상 선수나, 넓은 초원에서 힘차게 달리는 말을 보면서 사람들은 젊음과 건강을 떠올린다. 그들의 얼굴이 동안이거나 피부가 탱탱해서 그런 생각을 하는 것이 아니다. 튼튼하고 건강한 관절 때문이다. 관절이 튼튼하기 때문에 반듯한 자세로 힘차게 달릴 수 있고, 그런 모습을 보면서 사람들은 젊음과 건강을 떠올린다. 노화를 늦추고, 젊음을 더 오랫동안 유지하기 위해 우리가 어떤 노력을 먼저 기울여야 할지 분명해지는 대목이다.

04

고관절이 멈추면
우리 몸도 멈춘다

1970년대 우리나라 사람들의 평균 수명은 남녀 합해 62세였다. 50년이 지난 지금, 남녀 평균 수명은 약 83세다(2022년 기준). 50년 사이에 수명이 21년이나 늘었다.

50년이라는 짧은 기간 동안 우리나라 사람들의 평균 수명이 21년이나 늘어난 데는 여러 가지 이유가 있겠지만, 낮은 유아 사망률과 위생과 영양, 의학기술의 발달이 가장 중요한 요인을 차지할 것이다.

문제는 산업과 의학기술의 발달로 평균 수명이 급격하게 늘다 보니 각종 신체 기관들을 노화된 상태에서 더 오래 사용하게 되었다는 것이다. 자연히 늘어난 평균 수명과 신체 기관의 내구연한 사이에 일정 부분 차이가 생길 수밖에 없다. 이는 중요한 신체 기관들을 잘 관리하지 못하면 나이가 들수록 문제가 생길 수 있다는 뜻이다. 그 가운데 가장 문제가 되기 쉬운 것이 고관절이다.

━━━ 고관절은 우리 몸의 가장 큰 톱니바퀴

우리 몸의 무수한 관절은 복잡한 톱니바퀴 구조로 된 시계와 비슷하다고 할 수 있다. 서로 물리고 물린 채 돌아간다. 이때 가장 큰 톱니바퀴이자, 움직임의 원천이 되는 중심 바퀴가 고관절이다. 고관절이라는 중심 바퀴가 힘차게 돌아가야 주변의 작은 톱니바퀴들이 그 힘으로 원활하게 움직인다. 그렇지 않고 고관절이라는 중심 바퀴에 문제가 생기면 다른 바퀴들은 무용지물이 되고 만다.

난치병이나 불치병에 걸린다 해도 움직임에 제한을 받는 경우는 많지 않다. 고관절 이외의 다른 관절에 문제가 생겨도 마찬가지다. 어깨나 무릎의 경우, 그 관절에 이상이 생기면 전체적으로 몸을 움직이는 데 불편함은 있겠지만, 다른 관절이 무용지물이 되지는 않는다. 오히려 건강한 다른 관절의 도움을 받아 더 효과적으로 재활을 할 수 있다. 하지만 고관절에 문제가 생기면 사정이 달라진다.

나이 많은 할머니 중에는 밭고랑에 주저앉아 엉덩이로 움직이면서 밭일을 하는 경우가 있다. 무릎관절은 기능을 다 해 제대로 걸을 수 없지만, 고관절은 건강하니 앉아서라도 움직일 수 있고, 어깨관절과 손목관절이 건강하니 호미로 밭을 맬 수 있는 것이다.

고관절에 문제가 생기면 이런 현상은 결코 기대할 수 없다. 다른 모든 관절이 나이에 비해 훨씬 건강하다고 해도 소용없다. 오직 눕는 것만 가능하다. 누워만 있어야 하는 사람에게 튼튼한 무릎관절이며 어깨관절이 무슨 소용이 있겠는가?

이처럼 문제가 생기면 사람에게서 움직임의 기능을 완전히 빼앗아 가는 것이 고관절이다. 시계의 중심 톱니바퀴가 멈추면 시계가 더이상 작동하지 않는 것과 비슷하다.

05

고관절이 틀어지면
온몸이 틀어진다

불과 30~40년 전만 해도 고관절 손상은 고령층에서 발생하는 질병이라 생각해 퇴
행성 질병으로 보았다. 하지만 최근에는 고관절 관련 질병을 잘못된 생활습관으로
인해 발생하는 것으로 보는 경향이 강하다. 젊은층에서도 고관절 환자가 급격하게
늘고 있기 때문이다.

　우리 사회가 산업화, 정보화되면서 어릴 때부터 의자에 앉아 생활하는 것이 일상
화되었다. 아이들은 학교에서도 앉아 있고, 방과 후에도 피시방 의자에 앉아 논다.
성인이 된 뒤에도 대개의 직장인들이 의자에 앉아 일한다. 문제는 이렇게 의자에 오
래 앉아 있는 것이 고관절에 좋지 않다는 것이다. 그런데 오래 앉아 있는 것도 모자
라, 나쁜 자세로 오래 앉아 있게 되면 어떻게 될까?

　고관절이 무리를 받지 않으려면 양쪽 고관절에 동일한 압력이 가해져야 한다. 하

지만 나쁜 자세로 앉아 있게 되면 압력이 한쪽으로 쏠리게 된다. 흔히 말하는 '삐딱한 자세'가 그것이다. 삐딱하다는 것은 이미 말 자체에 균형이 맞지 않는다는 것이 드러나 있다.

비딱한 자세로 오래 앉아 있게 되면 고관절이 틀어지면서 몸의 균형이 깨진다. 올바른 자세에서도 고관절이 받는 무게가 엄청난데, 양쪽이 서로 다르게 압력을 받게 되면 압력을 많이 받는 쪽 고관절에 더 큰 무리가 가는 것은 당연하다.

다리를 꼬고 앉는 것이 대표적인 나쁜 자세다. 다리를 꼬고 앉으면 순간적으로 편하게 느껴지지만, 그것은 이미 잘못된 자세로 인해 몸이 불편함을 느끼고 있었기 때문이다. 엉덩이를 의자에 깊숙이 넣어 반듯하게 앉으면 다리를 꼴 필요성을 느끼지 못한다. 다리를 꼬면 오히려 불편하기 때문이다.

엉덩이를 쭉 뺀 상태에서 비스듬히 앉아 있다고 가정해 보자. 처음에는 편하지만, 고관절과 허리가 받는 압력이 커지면서 점점 불편해진다. 그때 다리를 꼬면 순간적으로 허리와 고관절에 쏠렸던 무게가 다리 쪽으로 분산되면서 편안해지는 것을 느낀다. 사람이 다리를 꼬는 것은 이 때문이다. 하지만 이것이 문제다.

다리를 꼬고 앉으면 그 순간부터 고관절 균형이 급격하게 깨진다. 다리를 올린 쪽 고관절은 올라가고 반대쪽 고관절은 내려간다. 그 상태에서 오래 앉아 있으면 내려간 고관절에 무게가 많이 실리면서 고관절이 틀어지게 된다. 어쩌다 한두 번 그렇게 앉는다면 큰 문제가 없겠지만 습관적이라면 반드시 문제를 일으킨다.

——— 신체 노화를 가속화시키는 고관절 불균형

양쪽 고관절의 균형이 맞지 않으면 우리 몸에 어떤 증상이 일어날까? 일차적으로 다리가 저리거나 무릎과 발목에 통증이 생긴다. 더 심해지면 발과 종아리가 붓고, 척추가 옆으로 휜다. 심하면 요통도 발생한다.

실제로 고관절 균형이 맞지 않아 골반이 1도만 틀어져도 목과 어깨, 허리, 무릎에 통증이 생기고 체형이 무너지면서 신체 노화가 가속화된다. 또 골반이 보호하고 있는 장기인 생식기에도 나쁜 영향을 미친다. 이뿐만이 아니다. 더 심해지면 걷는 데 문제가 생길 수 있고, 목뼈가 틀어지고, 어깨 높낮이가 달라져 전체적으로 몸의 균형이 안 맞게 된다. 이처럼 고관절 불균형은 생각 이상으로 사람의 건강에 큰 영향을 미친다.

고관절의 균형이 깨졌다는 것을 어떻게 알 수 있을까? 똑바로 선 상태에서 튀어나온 양쪽 골반이 평형을 이루는지 확인하는 것이 가장 간단한 방법이다. 골반이 틀어진 사람은 두 골반이 평형을 이루지 않는다.

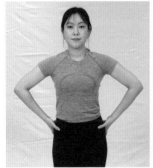 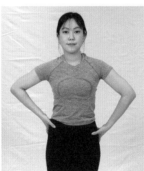 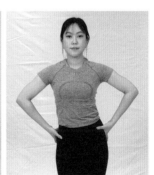

정상 골반   우측 올라감   좌측 올라감

벽에 등을 기대고 반듯하게 선 상태에서 허리 뒤로 손을 넣어 보는 것도 간단한 확인 방법이다. 손바닥이 쉽게 드나들 정도라야 정상이다. 만약 주먹이 쉽게 드나들 정도로 벽과 허리 사이가 많이 벌어져 있다면 고관절이 앞으로 많이 기울어져 있다는 뜻이다. 반대로 아예 손바닥이 들어가지 않는다면 고관절이 뒤로 많이 기울어져 있다는 뜻이다.

이외에도 허리가 한쪽만 아프다거나, 치마나 바지가 한쪽으로만 돌아가거나, 한쪽으로 치우쳐 걷는 것이 대표적인 골반 틀어짐 현상이다. 이런 현상이 있다면 고관절 균형이 맞지 않음을 알아차려야 한다. 그리고 적절한 치료를 받아야 한다. 초기에는 비교적 쉽게 치료할 수 있지만, 방치하면 다양한 증상들이 나타나면서 여러 가지 통증이 생기고, 치료도 어려워진다.

튼튼하고 건강한 고관절은 건강한 삶을 위한 기본 조건이다. 고관절이 건강하지 못해 전체적으로 몸이 틀어지게 되면, 좋은 음식을 먹고 열심히 운동한다고 해도 큰 효과를 내지 못한다.

신체 나이의 바로미터, 관절 유연성

텔레비전을 보고 있는데 배우 출신의 어떤 작가가 나왔다. 젊었을 때 제법 유명했던 사람이라 안면이 있었다. 나이 들어 배우 생활을 접고 글을 쓰고 있다고 했다. 연예인 출신이라 그런지 그 작가의 얼굴은 나이에 비해 무척 젊어 보였다.

얼굴은 또래의 다른 사람보다 젊어 보였지만, 그 작가는 관절염이 심해 전체적으로 건강해 보이지는 않았다. 관절염이 얼마나 심한지 제대로 걸을 수가 없다며 움직일 때마다 고통을 호소했다. 직업이 정형외과 의사다 보니 관심을 갖고 계속 지켜보았다.

그 사람의 나이는 58세였다. 그런데 각종 검사를 해 보니 신체 나이가 무려 83세로 나왔다. 특히 문제가 되는 것이 고관절이었다. 고관절이 안 좋다 보니 80대 노인처럼 걷는 자세가 부자연스러웠고, 무엇보다 계단을 오르내릴 때 무척 힘들어했다.

나는 그 작가를 보면서 나이보다 젊어 보이는 얼굴과 주민등록증상의 58세가 무슨 의미가 있을까, 하는 생각이 들었다. 58세 나이에도 관절이 건강한 사람은 테니스나 배드민턴 같은 격렬한 운동을 즐긴다. 말 그대로 요즘 50대, 60대는 그야말로 청춘이다. 하지만 그 작가는 테니스는커녕 계단을 오르내리는 일상적인 움직임조차 버거워했다.

계단은 우리가 살아가는 공간이면 어디에나 있다. 그런 계단을 힘들어할 정도라면 그 사람은 실제 나이와 상관없이 그냥 80대, 또는 90대 노인일 뿐이다. 반대로 법적인 나이는 80세가 넘었지만, 관절이 건강해 40대처럼 자세가 반듯하고, 걷고 움직이는 데 아무런 어려움이 없다면 그 사람에게 있어 나이는 그야말로 숫자에 불과한 것이다.

법적 나이는 결코 사람의 건강과 젊음을 보장해 주지 않는다. 거꾸로 법적 나이가 그 사람의 건강을 규정하지도 않는다. 그러므로 이제부터는 법적 나이에 의미를 두는 대신 신체 나이, 그 가운데서도 관절 나이를 중요하게 생각하는 의식 전환이 필요할 때다.

사람이라면 누구라도 오래 살기를 바란다. 하지만 온갖 질병에 걸려 제대로 움직이지도, 먹지도 못하는 상태에서 오래 살기만 한다면 그것은 축복이 아니라 재앙일 수 있다. 우리가 법적 나이보다 신체 나이를 더 중요하게 생각해야 하는 이유가 여기 있다.

사람은 시간의 흐름에 따라 나이를 먹는다. 자신의 의지와 아무 상관이 없다. 하지만 신체 나이는 다르다. 의지에 따라 속도를 늦출 수도 있고, 더 빠르게 할 수도 있다.

다음은 관절 전반의 건강 상태를 간단히 알아볼 수 있는 것들이다. 테스트를 통해 자신의 관절 나이를 가늠해 보자.

관절 유연성으로 알아보는 관절 건강 테스트

1. 관절 유연성 체크리스트

- 다리를 뻗고 바닥에 앉았을 때 무릎 뒤쪽이 바닥에 닿지 않는다.

- 계단을 오르내릴 때 통증이 있다.

- 앉았다 일어날 때 통증이 있다.

- 많이 걷거나 운동을 하고 나면 무릎이 붓고 아프다.

- 차렷 자세로 섰을 때 무릎과 무릎 사이가 주먹이 들어갈 정도로 벌어져 있다.

- 관절 주변을 만져보면 툭 튀어나와 있고, 아프다.

- 관절을 펴거나 굽힐 때 소리가 난다.

- 서 있을 때 무릎이 떨릴 때가 있다.

- 양쪽 무릎의 균형이 맞지 않는다.

- 관절이 잘 구부러지지 않는다.

해당하는 것의 개수에 따라 자신의 관절 유연성을 확인할 수 있다.

- 해당되는 것이 없다 : 관절이 매우 유연한 상태

- 1~3개 : 관절이 비교적 유연한 상태

- 4~6개 : 관절이 뻣뻣해 지기 시작한 상태

- 7개 이상 : 나이에 상관없이 치료가 필요한 상태

2. 바르게 선 상태에서 한쪽 다리를 ㄱ자
   로 든 뒤 손을 허리에 대고 균형을 잡
   는다. 그 상태에서 균형을 유지한다.
   관절이 튼튼할수록 버티는 힘이 강해
   자세를 오래 유지할 수 있다.

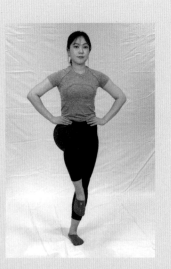

- 50초 이상 : 관절이 매우 튼튼한 상태

- 35초~50초 : 관절이 비교적 튼튼한 상태

- 10초~35초 : 관절이 약해지고 있는 상태

- 10초 미만 : 관절이 매우 약한 상태

체력측정 평가 기준표 − 눈 감고 외발서기 (Balance)

성별	나이	수	우	미	양	가
남	15~34	112 이상	111~83	82~54	53~25	24 이하
	35~39	88 이상	87~65	64~41	40~17	16 이하
	40~44	72 이상	71~52	51~32	31~12	11 이하
	45~49	53 이상	52~40	39~26	25~13	12 이하
	50~54	42 이상	41~31	30~19	18~8	7 이하
	55~59	34 이상	33~24	23~14	13~5	4 이하
	60세 이상	26 이상	25~18	17~11	10~4	3 이하
여	15~34	107 이상	106~78	77~48	47~18	17 이하
	35~39	86 이상	85~62	61~37	36~13	12 이하
	40~44	71 이상	70~50	49~29	28~8	7 이하
	45~49	55 이상	54~40	39~24	23~9	8 이하
	50~54	43 이상	42~31	30~19	18~6	5 이하
	55~59	34 이상	33~24	23~14	13~4	3 이하
	60세 이상	25 이상	24~17	16~10	9~3	2 이하

3. 왼손은 어깨 위로해서 등 뒤로 돌리고, 오른손은 아래로 해서 등 뒤로
돌린 다음 두 손을 맞잡는다.

- 손바닥이나 손가락이 닿으면 : 관절이 매우 유연한 상태
- 손바닥이나 손가락이 조금 떨어져 있으면 : 관절이 비교적 유연한 상태
- 등 뒤의 손을 아예 올리거나 내릴 수 없으면 : 관절이 매우 뻣뻣한 상태

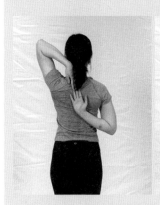 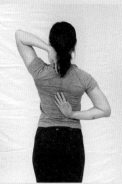 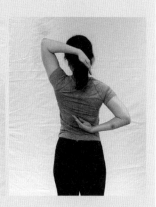

체력측정 평가 기준표 – 등 뒤로 손 잡기 (cm)

성별	나이						
	60~64	65~69	70~74	75~79	80~84	85~89	90~94
남	−16.51 ~ 0	−19.05 ~ −2.54	−20.32 ~ −2.54	−22.86 ~ −5.08	−24.13 ~ −5.08	−24.13 ~ −7.62	−26.67 ~ −10.16
여	−7.62 ~ 3.81	−8.89 ~ 3.81	−10.16 ~ 3.81	−12.7 ~ 0	−13.97~ −1.27	−17.78 ~ −2.54	−20.32 ~ −2.54

4. 두 손을 합장한 상태에서 팔꿈치를 붙인다. 그런 다음 팔꿈치가 떨어지
   지 않게 유지한 상태에서 위로 들어 올린다.

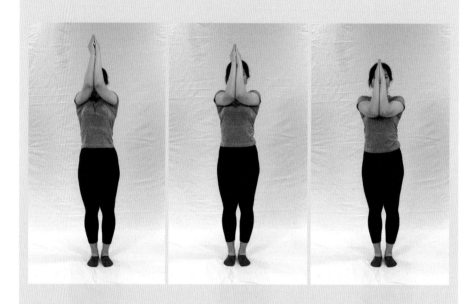

- 팔꿈치 부분이 코와 입 주변까지 올라가면 : 관절이 매우 유연한 상태
- 어깨 높이까지 올라가면 : 비교적 관절이 유연한 상태
- 가슴 주변 이상 안 올라가면 : 관절이 매우 뻣뻣한 상태

5. 두 팔을 앞으로 뻗은 뒤 서로 교차해 깍지 낀다. 안으로 돌려 밖으로 펼
   친다. 이때 손바닥이 떨어지면 안 된다.

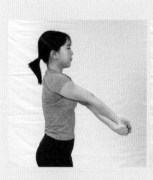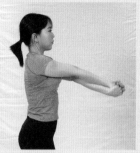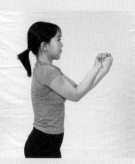

- 180도로 펴지면 : 관절이 매우 유연한 상태

- 120도로 펴지면 : 관절이 비교적 유연한 상태

- 90도 이하로 펴지면 : 관절이 매우 뻣뻣한 상태

6. 무릎을 펴고 앉은 상태에서 발을 어깨너비로 벌린다. 그런 다음 무릎을 구부리지 않고 앞으로 몸을 숙인다.

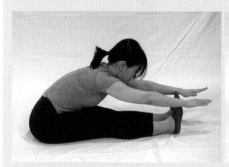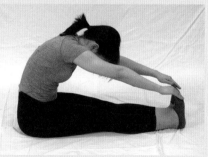

- 손바닥이 발끝을 넘으면 : 관절이 매우 유연한 상태

- 손가락이 발끝에 닿으면 : 관절이 비교적 유연한 상태

- 손가락이 발끝에 닿지 않으면 : 관절이 매우 뻣뻣한 상태

7. 똑바로 선 상태에서 발을 어깨너비로 벌린다. 그런 다음 무릎을 구부리지 않고 앞으로 몸을 숙인다.

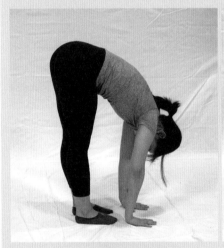 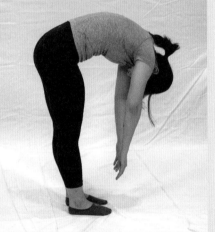

- 손바닥이 바닥에 완전이 닿으면 : 관절이 매우 유연한 상태

- 손끝이 닿으면 : 관절이 비교적 유연한 상태

- 손끝이 닿지 않으면 : 관절이 매우 뻣뻣한 상태

8. 의자에 앉은 상태에서 한쪽 다리로만 일어선다. 1분 동안 일어섰다 앉을 수 있는 횟수를 확인한다.

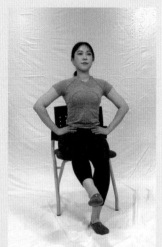

- 21회 이상 : 관절의 힘이 매우 강한 상태
- 16~20회 : 관절의 힘이 비교적 강한 상태
- 6~15회 : 관절의 힘이 약해지기 시작한 상태
- 3~5회 : 관절의 힘이 약한 상태
- 2회 이하 : 관절의 힘이 매우 약한 상태

이외에도 관절 유연성과 건강 상태를 알수 있는 테스트는 여러 가지가 있다. 관절 건강은 급격히 나빠지기도 하고, 시간이 지날수록 더 유연하고 강해지기도 한다. 그러므로 오늘은 신체 나이가 60대로 나왔지만, 꾸준히 운동하고, 스트레칭을 통해 관절의 가동 범위를 넓히면 신체 나이는 줄어들기도 한다.

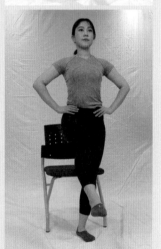

2장

고관절에 생기는
다양한 질병들

01

이런 증상이 있다면
고관절 문제다

어딘가 이상이 있으면 통증을 느끼기 때문에 어디가 아픈지 알 수 있다. 그런데 이 당연한 말이 고관절에서는 당연하지 않을 수도 있다. 고관절에 이상이 생겨 통증이 생겼는데, 그 원인을 고관절이라고 생각하기 쉽지 않기 때문이다.

다른 관절은 문제가 생겨 통증이 생기면 알아차리기가 쉽다. 우선 관절이 눈에 보이고, 손으로 직접 만져 볼 수 있기 때문이다. 그리고 문제가 되는 그 부분이 정확히 아프다.

하지만 고관절은 다르다. 고관절에 문제가 생겨 발생한 통증이지만 여러 근육으로 둘러싸여 있다 보니 사람이 느낄 때는 허리나 엉덩이, 허벅지가 아픈 것으로 나타날 때가 많다. 그러다 보니 고관절 환자의 경우, 상태가 아주 심해지고 난 다음에야 정확한 진단을 받을 때가 많다. 적절한 치료 시기를 놓친 만큼 문제 해결이 어렵고, 의료진과 환자 모두 고생을 많이 하기도 한다.

관절을 이루는 주요 조직인 연골에는 통증을 느끼게 하는 신경세포가 없다. 이 때문에 연골이 혹사를 당하거나, 반대로 너무 움직이지 않아 경직되어 찢어져도 통증을 느끼지 못한다. 게다가 혈관이 없으니 손상된 부분이 재생되지도 않는다. 따라서 시간이 지날수록 점점 망가지기만 하는 것이 연골이다. 그러다가 완전히 망가지거나 찢어져 뼈와 뼈가 맞닿게 되면 그제야 통증을 느낀다.

▬▬ 고관절이 보내는 여러 가지 이상 신호

걷기 위해 한 발을 내디뎠는데 다리와 골반 쪽에 찌르는 듯한 통증이 느껴진다면, 차에서 내리려고 한쪽 다리를 바깥쪽으로 벌렸는데 사타구니에서 통증이 느껴진다면 고관절에 문제가 있다는 신호다.

양반다리를 하고 바닥에 앉기가 힘들다거나, 의자에 앉아 다리를 꼬았을 때 엉덩이 쪽에 통증이 느껴지는 것도 고관절에 이상이 있다는 신호다. 몸을 똑바로 펼 수 없을 정도로 엉덩이가 아프다거나, 심하게 넘어지거나 다친 적이 없는데도 허벅지 바깥쪽을 눌렀을 때 통증이 있다면 그때도 고관절 이상을 의심해야 한다.

한편 엑스레이를 찍어 보면 아무 이상이 없다고 하는데도 엉덩이, 허리, 목이 계속 아프거나, 무릎에 아무 이상이 없다고 하는데도 걷기가 불편하고 통증이 사라지지 않는다면 그때도 고관절 이상을 의심해 봐야 한다. 고관절은 상체와 하체의 모든 관절에 영향을 미치기 때문이다.

02

고관절 이상
자가 진단법

고관절에 이상이 있는지 구체적으로 알아보는 자가 진단법이 있다. 집에서 간단히 할 수 있으므로 고관절에 통증이 있거나, 고관절을 움직일 때 불편함이 느껴진다면 한번 해 보는 것이 좋다. 자가 진단을 통해 고관절 이상이 의심된다면 머뭇거리지 말고 전문가를 찾아가 정확한 진단을 받는 것이 필요하다.

고관절 자가 진단 테스트

1. 하늘을 보고 반듯하게 눕는다. 한쪽 다리를 ㄱ자로 접어 다른 쪽 다리 위에 올린 다음, 무릎을 지그시 누른다. 이때 통증이 심하면 고관절에 이상이 있는 것이다.

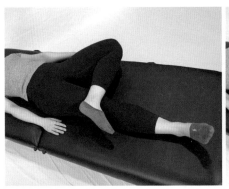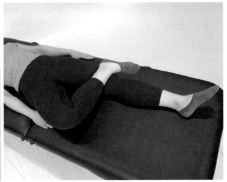

2. 아픈 쪽 다리로만 살짝 뛰어 본다. 안전을 위해 식탁 같은 곳을 손으로 잡고 하는 것이 좋다. 고관절에 이상이 있으면 사타구니 쪽에 통증이 있다.

3. 편하게 누운 상태에서 몸에 힘을 뺀다. 이때 양발 끝의 각도를 체크한다. 양발 중 한쪽이 바닥 쪽으로 많이 기울어져 있으면 고관절 비대칭일 가능성이 크다.

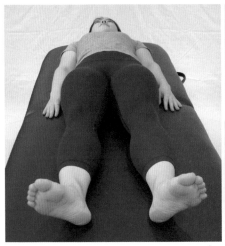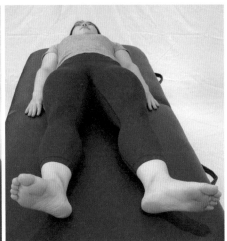

4. 책상다리로 앉아 양쪽 발바닥을 서로 맞닿게 한다. 그 상태에서 무릎을 눌러 본다. 고관절이 안 좋으면 사타구니에 통증이 있다. 그 상태에서 이번에는 한쪽 다리를 바깥으로 접어 본다. 고관절에 문제가 있을 때는 통증이 심하다.

5. 눈을 감고 20을 세는 동안 제자리에서 걷는다. 그런 다음 서너 발자국 앞으로 걸어가 보자. 고관절이 정상인 사람은 똑바로 가지만, 문제가 있는 사람은 문제가 있는 쪽으로 비스듬히 걸어간다. 비스듬한 각도만큼 고관절이 틀어져 있다는 뜻이다.

━━━ 고관절 이상 체크리스트

1. 치마 또는 바지가 한쪽으로 돌아간다.
2. 양쪽 어깨높이가 다르다.
3. 걸음걸이가 이상하다는 소리를 들어본 적이 있다.
4. 고관절 쪽이 뻐근하고 뻣뻣한 느낌이 있다.
5. 오래 걸으면 사타구니 쪽이 아파 자주 쉬어야 한다.
6. 유독 한쪽 신발만 빨리 닳는다.
7. 신발이나 양말을 신을 때 고관절이 불편하다는 것을 느낀다.
8. 앉고 서는 것이 매우 어렵다.
9. 계단을 오르내리기가 어렵다.
10. 양반다리를 하면 통증이 있다.
11. 걸을 때 절뚝이거나 뒤뚱거린다.
12. 작은 충격에도 엉덩이 쪽이 무척 아프다.

13. 고관절을 움직일 때 소리가 나거나 통증이 있다.

14. 한쪽 다리가 짧아진 것 같다.

15. 오래 앉아 있으면 엉덩이와 허벅지 뒤쪽이 시큰거리고 저릿한 느낌이 든다.

※ 위의 질문에 해당하는 것이 8개 이상이면 고관절에 문제가 있다는 뜻이다. 병원을 찾아 정확한
진단을 받을 필요가 있다.

TIP

고관절 통증과 허리 통증 구별법

고관절 문제로 인한 통증인 경우

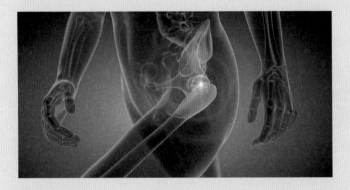

1. 양반다리를 하거나 다리를 꼬고 앉았을 때, 사타구니 안쪽에서 찌르
는 듯한 통증이 느껴진다.

2. 몸을 움직일 때 사타구니 앞쪽이 아프다.

3. 다리를 벌리거나 오므릴 때 동작의 제한이 있다.

4. 걷거나 몸을 움직일 때 엉덩이 쪽에서 뭔가 걸리는 느낌이 들고, 딱딱 소리가 난다.

5. 자기도 모르게 다리를 끈다.

6. 한쪽 다리로만 섰을 때 고관절에 통증이 있다.

7. 골반 부위를 손으로 짚은 채 몸을 움츠리는 자세를 자주 취한다(고관절로 가는 하중을 분산시키기 위해 무의식적으로 하는 행동으로, 고관절에 문제가 있다는 뜻이다).

8. 허벅지나 엉덩이 쪽에 생긴 통증이 일주일 이상 사라지지 않고 계속된다.

허리 문제로 인한 통증인 경우

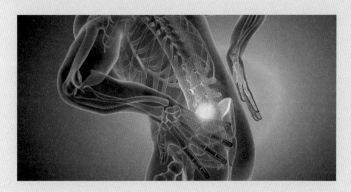

1. 특정 자세를 취했을 때 허리와 엉덩이 쪽에 통증이 생기고, 통증이 허벅지와 종아리로 내려가면서 따끔거리는 통증이 생긴다.
2. 걷고 난 뒤 엉덩이와 다리 뒤쪽이 뻐근하고, 종아리가 터질 것 같은 느낌이 든다.
3. 걸으면 허리와 엉덩이 쪽이 심하게 아프다가 잠시 앉아 쉬면 통증이 사라진다.
4. 누운 상태에서 한쪽 다리를 천천히 들어 올렸을 때, 골반 쪽과 다리 저림 현상이 심하다.
5. 다리를 움직일 때보다 허리를 움직일 때 통증이 더 심하다.
6. 엉덩이 통증과 함께 다리의 근력이 약해진 느낌이 든다.

몇 가지 증세를 통해 허리 문제로 인한 통증인지, 고관절 문제로 인한 통증인지 구분할 수 있지만 완벽하지는 않다. 따라서 정확한 진단을 위해서는 병원을 찾아 전문가의 도움을 받는 것이 가장 좋다.
두 증상이 비슷하므로 자칫하면 엉뚱한 치료를 받아 중요한 치료 시기를 놓치는 경우가 생길 수 있으니 정확한 진단을 받는 것이 가장 중요하다.

03

고관절에 생기는
여러 가지 질병들

고관절은 그 중요성만큼이나 생길 수 있는 질병도 많다. 고관절 주변의 근육 힘줄 손상 같은 가벼운 질병부터, 사망에 이를 정도로 위험한 고관절 골절까지 다양하다. 여러 구조물과 조직들이 고관절을 중심으로 복잡하게 얽혀 있기 때문이다. 이들 구조물과 조직 가운데 어느 하나만 문제가 되어도 고관절에 통증이 생기고, 그 영향은 온몸으로 확대된다.

그렇다면 고관절에 생길 수 있는 질병은 어떤 것들이 있으며, 그때 우리 몸이 경험하는 불편감이나 통증은 어떤지 살펴보자. 고관절에서 생길 수 있는 여러 가지 질병들에 대해 알고 있으면 고관절 관리에 도움이 되고, 고관절에 문제가 생겼을 때 조금이라도 빨리 알 수 있다.

━━━ 고관절 건염

발을 잘못 디뎌 발목이 삐끗할 때가 있다. 이런 경우, 발목이 붓고 통증이 심해 한동안 제대로 걷지 못한다. 고관절에도 이런 현상이 생긴다. 고관절에 갑자기 큰 힘이 가해지거나, 무리하게 되면 근육통처럼 고관절 주변이 뻐근하면서 운동 범위가 작아진다. 심할 때는 사타구니 안쪽이 찌르듯이 아프고, 통증이 심해 다리를 절기도 한다. 이때 가장 먼저 의심해 볼 수 있는 것이 고관절 건염이다.

고관절은 자유자재로 움직일 수 있지만, 고관절이 자체적으로 운동 능력을 갖고 있는 것은 아니다. 고관절을 움직여 원하는 동작을 할 수 있는 것은 주변의 근육 덕분이다. 이것은 다른 관절도 마찬가지다.

뼈와 뼈가 만나는 곳이 관절이라면, 뼈와 뼈를 연결해주는 것이 인대다. 그리고 뼈는 근육과 또 이어져 있다. 이때 뼈에 직접 붙어있으면서 근육을 잡아 당겨주는 것이 힘줄(건)이다. 건염이란 이 힘줄에 염증이 생긴 것을 말한다. 고관절의 움직임이 크고, 가동 범위가 넓다 보니 고관절을 움직일 때마다 주변 근육도 활발하게 움직인다. 그러다 보니 근육의 힘줄이 손상을 입는 경우가 많다.

별다른 준비 운동 없이 갑자기 고관절에 힘이 많이 가해지는 운동을 하거나, 오랜 시간 같은 자세로 앉아 있다가 갑자기 자세를 크게 바꿀 때, 또는 무리해서 운동하거나, 큰 힘을 요구하는 일을 오랫동안 할 때 근육의 힘줄이 손상을 입는다.

손상을 입으면 염증이 생기면서 붓는다. 이때 사타구니 쪽에서 통증이 발생하는데, 건염은 고관절에서 가장 흔하게 나타나는 염증성 질병이다.

다행히 대부분의 건염은 시간이 지나면 저절로 좋아진다. 통증이 심할 때도 소염진통제 처방을 받고, 충분한 휴식을 취하면 낫는 경우가 많다. 다만 연골과 마찬가지로 힘줄에도 혈관이 거의 없으므로 회복 속도가 느리다. 그러므로 통증이 사라졌다 해도 힘줄에 입은 손상은 완벽하게 회복되지 않았을 가능성이 크므로 한동안 무리하지 않아야 한다.

TIP

고관절 건염 치료 포인트

건염은 치료도 중요하지만, 예방이 더 효과적이다. 한 번 발을 삐끗하면 그다음에는 더 쉽게 삐끗하는 것처럼, 고관절 건염도 한번 생기면 그다음부터는 더 쉽게 생기는 경향이 있다. 따라서 늘 바른 자세를 취하고, 운동에 앞서 충분한 스트레칭을 하는 것이 무엇보다 중요하다.

고관절 건염에 좋은 스트레칭

대퇴사두근(굴곡근) 스트레칭

① 스트레칭하려는 다리가 위로 가도록 옆으로 눕는다.

② 아래쪽에 있는 다리는 무릎을 90도 굽힌다.

③ 위에 있는 다리를 뒤로 향하게 한 뒤 손으로 발목을 잡는다.

④ 발목을 엉덩이 쪽으로 천천히 당겨준다. 이때 고관절이 너무 돌아가지 않게 하고,

허리가 앞으로 빠지지 않도록 주의한다.

⑤ 10∼20초 정도 자세를 유지한다. 10회 3세트 반복한다.

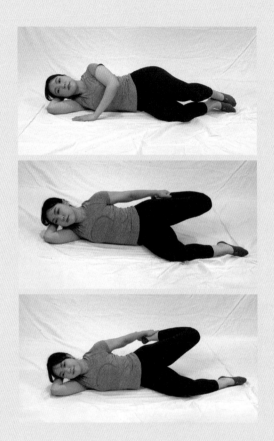

※ p 245 신전근(대둔근) 스트레칭도 도움이 된다.

━━━ 석회성 고관절 건염

특별히 고관절 주변의 근육에 무리가 갔거나 외상을 입은 것도 아닌데 염증이 생기는 경우가 있다. 칼슘 성분의 석회가 고관절 주변의 근육에 쌓이면서 염증이 생기고, 이 때문에 통증을 일으키는 경우다. 이를 석회성 고관절 건염이라 한다.

일반적인 건염과 다르게 석회성 건염은 갑자기 극심한 통증을 유발한다. 초기에는 액체 상태이던 석회가 딱딱하게 굳으면서 주변 조직을 자극해 생기는 통증이다. 통증이 너무 심해 응급실을 찾는 사람도 있을 정도다.

석회는 움직임이 활발한 근육의 힘줄에 많이 쌓인다. 아직 의학적으로 석회가 쌓이는 원인은 명확하게 밝혀지지 않은 상태인데, 힘줄에 석회가 쌓이면 우리 몸은 석회를 외부 침입자로 생각해 공격한다. 그 때문에 힘줄 주변이 붓고 염증을 일으키면서 통증이 발생한다. 하지만 급성의 경우 시간이 경과할수록(약 2주~6주) 석회가 없어지지 않더라도 통증이 사라질 수 있다.

석회성 건염은 근육이 있는 곳이면 어디든지 생긴다. 무엇보다 많이 움직이는 곳에 석회가 잘 쌓이다 보니 어깨관절과 고관절 주변 근육에 석회성 건염이 많이 생긴다. 대부분의 석회성 건염도 약물치료로 증상을 호전시킬 수 있다. 다만 쌓인 석회의 양이 너무 많고, 통증이 심하다면 주사나 관절 내시경을 이용해 직접 제거하기도 한다.

석회성 고관절 건염 치료 포인트

무리하지 않고, 충분한 휴식으로 근육의 긴장을 풀어주기만 해도 대부분의 석회성 건염은 가라앉는다. 다만 고관절은 잠을 잘 때 말고는 계속해서 사용하는 관절이다 보니 충분한 휴식이 말처럼 쉽지 않다. 자연히 염증이 완전히 가라앉기 전에 또 움직이게 되면서 통증이 잘 사라지지 않는 만성이 되는 경우도 많다.

이때는 항염증성 약물 주사를 통해 힘줄 주변의 석회성 건염을 치료해야 한다. 한두 번의 주사치료로 증상이 좋아지는데, 이후 더 이상 무리하지 않으면 재발하는 경우는 많지 않다.

석회성 고관절 건염에 좋은 운동

고관절 외회전근 스트레칭

① 엎드린 뒤 종아리를 90도로 들어올린다.

② 허벅지와 골반이 바닥에서 떨어지지 않게 하면서 발을 바깥으로

　　벌려준다. 이때 골반이 들리지 않도록 주의한다.

③ 양쪽 엉덩이 근육이 늘어나는 것을 느끼며 10~20초 유지한다. 10회 3세트 반복한다.

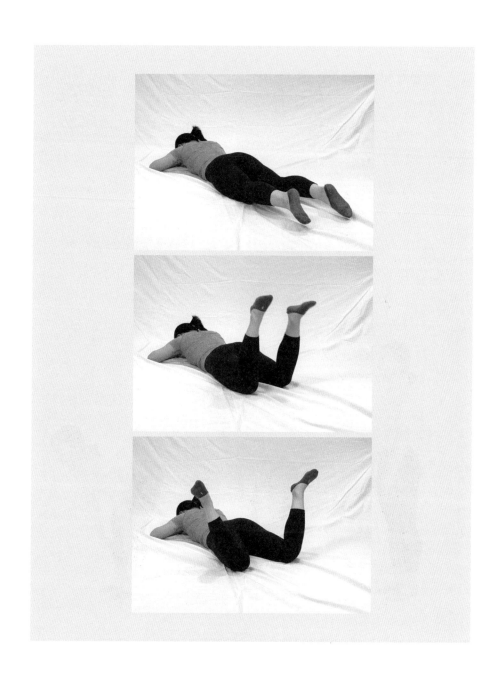

엉덩이와 허벅지 근육 이완 수축 스트레칭

① 반듯하게 선 상태에서 두 발을 골반 넓이로 벌리고 덤벨을 든다.

② 골반을 접고, 엉덩이를 뒤로 보내며 천천히 내려간다.

③ 엉덩이와 허벅지 쪽의 저항감을 느끼며 스트레칭한다.

④ 등이 굽지 않게 주의하고, 무릎이 펴진 상태에서 엉덩이와 허벅지 근육이 늘어나게

   하면서 뒤쪽으로 엉덩이를 뺀다(무릎을 약간 굽히는 것은 괜찮다).

⑤ 시선은 전방 1~2m 앞을 바라보고, 자신에게 적당한 무게의 덤벨을 들고 12~15회

   3세트 반복한다.

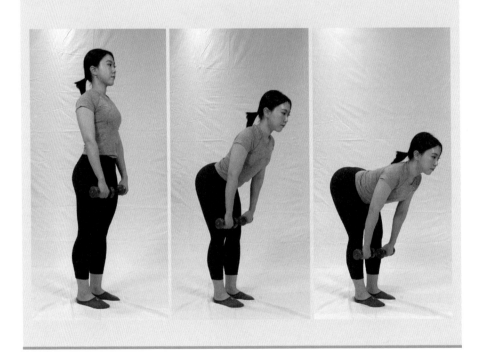

━━━ 오십고(고관절유착성관절낭염)

어깨에 오십견이 오면 운동 범위가 줄어들면서 팔을 잘 들어 올리지 못한다. 오십 살이 되면 찾아온다 해서 오십견이라 하는데, 정확한 명칭은 '유착성관절낭염'이다. 이 오십견이 고관절에도 생긴다. 이를 '고관절유착성관절낭염'이라 한다. 오십견이 고관절에 생긴다고 해서 흔히 '오십고'라고 표현하는데, 증상은 오십견과 비슷하다.

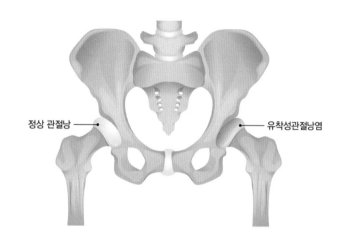

정상 관절낭 ━━ ／ ＼ ━━ 유착성관절낭염

고관절 주변에는 관절 주머니가 있다. 이를 고관절낭이라 한다. 고관절낭은 탄성을 가진 섬유조직으로 고무줄처럼 늘어나는 성질이 있다. 이 때문에 고관절을 부드럽게 움직일 수 있는데, 고관절낭에 염증이 생기면 두꺼워지면서 딱딱해진다. 그렇게 되면 관절낭이 고무줄처럼 늘어나지 못하고 뻣뻣하게 되어 제 역할을 못 하게 된다. 그 결과 고관절의 가동 범위가 작아지고, 움직일 때마다 통증이 생긴다.

고관절낭에 염증이 생기는 이유는 아직 명확하게 밝혀지지 않은 상태다. 다만 50대 이후에 발병률이 높고, 남성보다 여성에 더 많은 것으로 보아 호르몬 변화와 관련이 있지 않을까, 추측하는 정도다.

오십고에 걸리면 똑바로 걷거나 뛸 때는 별다른 증상이 없지만, 갑자기 방향을 바꿀 때 고관절에 통증이 생긴다. 또 바닥에 양반다리를 하고 앉는 것이 힘들다.

오십고 치료 포인트

치료 방법은 비교적 간단하다. 관절낭이 딱딱해지면서 생기는 것이기 때문에 무리하지 않는 범위 안에서 고관절을 많이 움직이고, 적당한 스트레칭을 통해 고관절을 부드럽게 해주면 대부분 증상이 완화된다.

다만 만성화된 경우에는 휴식과 스트레칭만으로는 통증이 사라지지 않는다. 이때는 주사치료나 체외충격파치료가 도움이 된다. 주사치료는 항염증 작용을 통해 관절낭의 염증을 가라앉혀 통증을 완화시켜 주는 역할과 함께 뻣뻣하고 좁아진 관절낭의 면적을 넓혀 관절의 가동 범위를 넓혀준다.

몸안에 염증이 생기면 우리 몸은 그 염증을 자신을 해롭게 하는 이물질로 생각해 면역세포를 출동시켜 염증을 공격한다. 염증 부위가 붓고 통증이 생기는 것은 이 때문이다. 따라서 염증으로 인한 통증은 우리 몸이 자신을 스스로 치유하는 과정이라 할 수 있다.

그런데 만성화가 되면 어느 순간부터 면역세포들이 활동을 하지 않는다.

염증이 있는데도 공격해 물리치지 않고 게으름을 피우는 것이다. 그렇게 되면 몸안에 잔류염증이 남게 되는데, 이들이 적절한 조건(무리하거나 외상을 받을 경우)이 되면 다시 통증을 일으킨다. 만성적인 오십고 통증은 이렇게 해서 생긴다.

이때 체외충격파치료가 효과적이다. 체외충격파란 말 그대로 염증 부위에 충격을 주는 것이다. 충격을 받은 우리 몸은, 그 충격(일종의 손상)을 자신의 몸을 공격하는 적으로 생각해 면역 체계를 가동한다. 그 과정에서 잔류염증까지 공격해 없애게 된다. 체외충격파치료는 원래 우리 몸이 가진 면역기능을 일깨워 제 역할을 하게 하는 것이라 할 수 있다.

오십고에 좋은 운동

오십고는 견관절유착성관절낭염과 유사하게 염증을 동반한 활액막의 비대와 관절낭의 섬유화를 동반한 관절 통증 및 관절 운동 범위의 감소를 특징으로 하는 질병으로 알려져 있다. 통증 및 관절 가동 범위 제한으로 인하여 양반다리로 바닥에 편하게 앉을 수가 없게 되면서 이와 같은 자세를 취할 때 통증을 호소하게 된다.

물리치료, 주사치료 및 심한 경우 관절경 수술 등 여러 가지 방법들이 있지만, 적절한 생활습관 개선 및 운동이 관절 가동 범위를 향상시키는 데 더 도움을 주는 것으로 알려져 있다.

첫 번째 가장 중요한 것은 잘못된 자세 고치기다.

오십고 예방과 증상 완화에 스트레칭과 운동이 좋지만, 그에 못지않게 효과적인 것이 바른 자세다.

고관절에서 중요한 대퇴골두는 둥그렇게 생겨서 우리 몸의 골반과 함께 상체를 받치고 있는 구조물이다. 따라서 우리가 정상적으로 걷거나 앉거나 하기 위해서는 이 고관절 대퇴골두가 비구 안에 중심을 잘 이루어야 한다. 그런데 균형이 깨져 한쪽으로 치우치거나 회전이 되면 그러한 방향으로 뼈를 쌓고있는 연부조직(인대 및 관절낭)들의 길이가 짧아지게 될 수 있다. 특히나 고관절은 어깨관절과 같이 다방향으로 움직일 수 있는 관절이기 때문에 관절 안에서 중심을 잘 이룰 수 있는 균형이 중요하다. 따라서 의자나 쇼파에 바르지 않은 자세로 장시간 앉거나 다리를 꼬고 앉아 있는 자세는 고관절 주변 관절낭에 무리를 주어 길이의 변화를 일으킬 수 있다. 그러므로 올바른 자세를 취하는 것이 가장 중요하다.

두 번째 관절 가동 범위가 많이 줄어들었다면 적극적인 관절 가동 범위 회복을 위한 고관절 움직임 회복 운동과 스트레칭을 통해 고관절 주변의 인대의 섬유화를 막는 것이 중요하다. 40도 정도 되는 온탕이나 온찜질을 관절 주변에 해주면 관절 주변 근육 및 연부조직을 이완시켜 주므로 통증 및 근육의 경직을 감소시킬 수 있다. 운동 전에 15분 정도 해주는 것이 좋다.

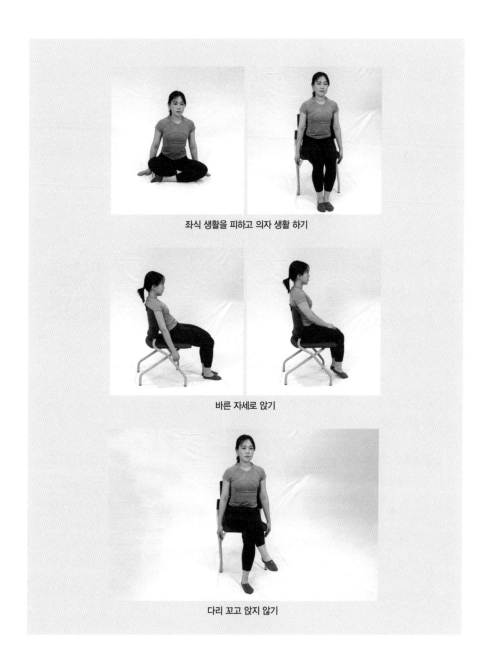

좌식 생활을 피하고 의자 생활 하기

바른 자세로 앉기

다리 꼬고 앉지 않기

1단계 : 골반 움직임 회복을 위한 운동

골반은 인체의 중심 부분에 위치한 중요한 부위다. 골반은 몸의 무게를 지지하고 균형을 유지하며 걷기, 뛰기, 앉기, 구부리기와 같은 움직임을 촉진하는 데 중요한 역할을 한다. 골반을 앞 뒤로 움직여 주는 것은 굳어 있는 고관절의 움직임을 풀어주는 데 효과를 줄 수 있다.

골반 전방 기울이기 운동

① 편하게 누운 자세를 취한다.

② 골반을 앞으로 기울여 복부를 앞으로 밀어 내려 허리 아치형 자세를 만든다.

③ 이 자세로 5초간 유지한다.

④ 다시 골반을 중립 자세로 돌려 원래 자세로 돌아온다. 10회 반복한다.

골반 후방 기울이기 운동

① 편하게 누운 자세를 취한다.

② 골반을 뒤로 기울여 허리를 바닥에 붙인다는 느낌으로 눌러준다. 이때 허리 아래 부분이 바닥에 더 가까워지고 허리 아치가 줄어들게 한다.

③ 이 자세로 5초간 유지한다.

④ 다시 골반을 중립 자세로 돌려 원래 자세로 돌아온다. 10회 반복한다.

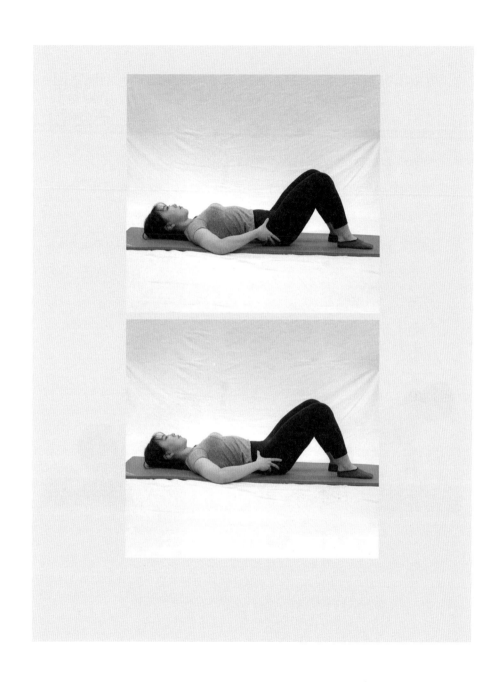

네발 기기 자세에서 뒤로 밀기 운동 (백워드 락킹)

① 네발 기기 자세를 취한다.

② 허리의 중립을 유지한 상태에서 양다리를 어깨너비보다 넓게 벌려 척추가 길어지는 느낌이 들도록 자세를 취한다.

③ 배꼽을 살짝 끌어 당겨 안정적으로 골반을 유지하고 허리 부위는 중립을 유지(곡선 형태를 그대로 유지)하며 체중이 뒤에 실리도록 고관절을 굽힌다.

④ 허리 중립이 유지될 수 있는 자세까지 내려갔다가 5초 유지 후 다시 제자리로 돌아온다.

⑤ 운동을 10회 반복한다.

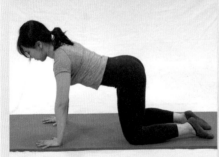
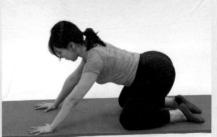

2단계 : 고관절의 가동성 회복을 위한 스트레칭

고관절 신전 가동 범위 증가를 위한 스트레칭 (브릿지 운동)

① 반듯하게 누운 뒤 무릎을 세운다.

② 무릎, 골반, 어깨가 일직선이 될 수 있는 만큼 (고관절에 통증이 없는

범위까지) 엉덩이를 천천히 올려준다.

③ 3초 동안 자세를 유지한 뒤 천천히 엉덩이를 내린다. 8~12회 3세트 반복한다.

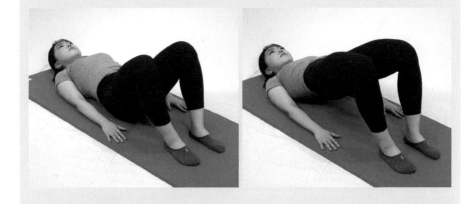

※ p 244 굴곡근 스트레칭도 도움이 된다.

고관절 외전 가동 범위 회복을 위한 스트레칭

① 벽에 두 다리를 편 상태에서 올려 놓고 누운 자세를 취한다.

② 가능한 범위까지 다리를 편 상태에서 몸 바깥쪽으로 양 다리를

　천천히 벌린다.

③ 통증이 없는 범위까지 움직인 후 10초간 스트레칭을 유지한다.

④ 다시 처음 자세로 돌아가고 이 동작을 10회 반복해 준다.

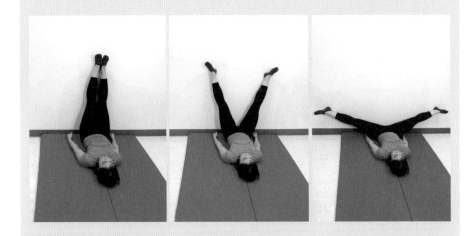

고관절 외전과 외회전 가동 범위 회복을 위한 스트레칭

① 누운 자세에서 양 무릎을 90도 구부린다.

② 아픈 쪽 다리를 반대쪽 무릎 위에 올린다.

③ 올려져 있는 다리의 무릎을 손으로 지그시 눌러 준다.

④ 통증이 없고 땅기는 느낌 수준에서 10초간 유지한다.

⑤ 처음 자세로 돌아와 10회 반복한다.

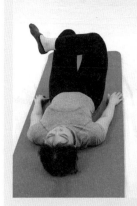 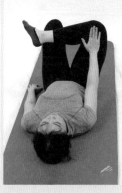 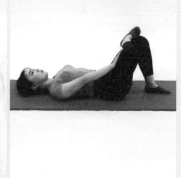

3단계 : 고관절 안정성 강화를 위한 운동

고관절은 골반과 다리를 연결하는 큰 관절이며, 엉덩뼈와 넙다리뼈를 연결해주는 관절이다. 만성적인 단계의 오십고는 관절 가동 범위의 약화로 인하여 주변 근력도 약해지게 된다. 그로인하여 걸을 때나 앉을 때, 계단을 오르거나 내릴 때 고관절에 가해지는 충격이 증가하게 되어 관절에 무리를 줄 수 있다. 따라서 적절한 근력 운동을 통해 안정성을 강화해야 한다.

누워서 팔다리 교차로 들고 내리기 (데드버그)

① 누운 자세에서 무릎을 90도 각도로 세워 올리고 팔은 앞으로 나란

　히 자세를 취한다.

② 팔과 다리를 교차하여 천천히 뻗어준다.

③ 일직선이 되도록 주의하며 원래 자세로 돌아온다.

④ 8~12회를 3세트 반복한다.

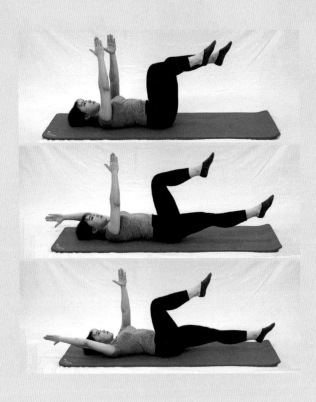

관절낭염은 어깨와 유사하게 급성단계와 만성단계로 나눌 수 있다. 급성단계에서는 염증반응에 의해 심한 통증이 발생하게 되고 시간이 지나면서 통증이 줄어들면서 관절 가동 범위가 감소하게 된다. 따라서 급성단계에서는 적절한 주사치료 및 물리치료를 권장할 수 있겠고 통증이 줄어들면 관절 가동 범위 회복을 위해 위와 같은 운동 방법들을 적용하면 효과적일 수 있다.

이상근 증후군

고관절 주변에는 여섯 개의 작은 근육, 이상근(Piriformis), 상쌍자근(Superior gemellus), 하쌍자근(Inferior gemellus), 대퇴방형근(Quadratus femoris), 내폐쇄근(Obturator internus), 외폐쇄근(Obturator externus)이 있다. 이 근육들은 모두 골반과 대퇴골에 걸쳐 있으면서 고관절을 자유자재로 움직이게 하는 역할을 한다. 이들 근육 사이에는 허리에서 나온 신경이 한데 모여 골반을 지나 다리로 내려가는 신경이 있다. 이것이 좌골신경이다.

고관절 주변에 있는 작은 근육들은 모두 좌골신경 앞에 있어 근육의 상태가 신경에 미치는 영향이 미미하다. 그런데 여섯 개의 근육 가운데 이상근만 좌골신경 뒤에 있다. 그러다 보니 좌골신경이 이상근과 골반 사이에 끼어 있는 모양이 되어 이상근의 상태가 좌골신경에 영향을 미친다.

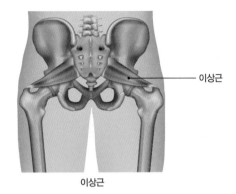

이상근

이상근

예컨대 이상근이 두꺼워지거나, 염증이 생겨 부어오르면 이상근과 골반 사이에 있는 좌골신경이 눌려 통증이 생긴다. 이것이 이상근 증후군이다.

이상근 증후군이 심해지면 이상근 아래로 신경을 따라 통증이 확장되면서 엉덩이를 시작으로 허리와 허벅지, 무릎과 종아리까지 통증이 확장된다.

이런 경우, 허리 디스크와 증상이 비슷해 잘못된 진단을 내리는 경우가 많다. 이때 엉덩이 쪽 통증이 허리 문제인지, 이상근 증후군인지 알아볼 수 있는 간단한 방법이 있다.

① 반듯이 누워 아픈 엉덩이 쪽 무릎을 들어올린다.
② 들어올린 무릎을 반대쪽 어깨를 향해 당긴 뒤 20~30초 버틴다.
　이상근 증후근이라면 다리를 따라 타는 듯한 느낌이 난다.

이렇게 했을 때, 엉덩이 쪽에 통증이 있고, 다리 뒤쪽으로 저림 현상이 있다면 이상근 증후군일 가능성이 크다.

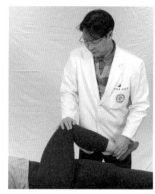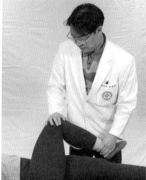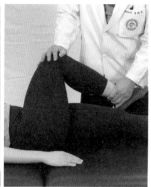

　이상근 증후군의 경우, 지속적인 엉덩이 통증과 함께 엉덩이를 눌렀을 때 통증이 심해지는 양상을 보인다. 또 고관절을 돌렸을 때, 외회전은 가능하나 내회전이 힘들기도 하다.

　가장 정확한 구별 방법은 MRI(자기공명영상)검사를 통해 디스크의 돌출 유무와 정도를 파악하는 것이다. 디스크에 별다른 이상이 없는데 엉덩이 통증이 심하다면 이상근 증후군을 의심하고 치료를 해야 한다.

TIP

이상근 증후군 치료 포인트

　이상근 증후군은 흔히 디스크라고 표현하는 추간판탈출증과 증상이 비슷하다. 따라서 자칫하면 엉뚱한 치료로 힘들게 될 수 있으므로 무엇보다 정확한 진단이 중요하다.

이상근 증후군은 두꺼워진 이상근이 좌골신경을 눌러 통증을 일으키는 만큼 심각한 질병은 아니지만 방치해서도 안 된다. 방치하면 이상근이 계속해서 좌골신경을 눌러 염증을 일으키고 통증을 유발하기 때문이다. 심하면 신경이 손상되기도 한다. 그렇게 되면 만성 통증으로 발전할 수 있다. 초기에는 비교적 치료가 간단하다. 스트레칭을 통해 이상근을 풀어주면 된다. 이상근이 부드러워지면 신경을 누르지 않게 되므로 통증이 사라진다. 대개 스트레칭만으로 증상이 좋아지지만, 염증이 심하다면 우선 향염증 약물치료나 주사치료를 통해 염증을 제거하고, 신경증상이 심하게 동반되는 경우에는 손상된 신경을 치료해야 한다.

중요한 것은 치료와 함께 이상근에 무리가 가는 양반다리나 쪼그린 자세로 오래 앉아 있는 행동은 피해야 한다.

이상근 증후군에 좋은 운동

의자에 앉아 이상근 풀어주기

① 허리를 편 상태에서 반듯하게 의자에 앉는다.

② 아픈 쪽 다리를 ㄱ자 모양으로 만들어 다른 쪽 다리 위에 올려놓는다.

③ 허리를 반듯하게 한 상태에서 몸을 앞으로 천천히 숙인다.

④ 최대한 숙인 뒤 10초 정도 유지한다. 3회 3세트 반복한다.

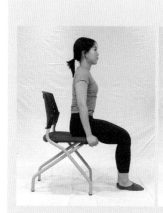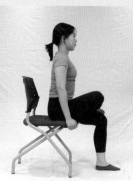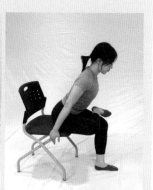

이상근 압통적 자가 이완 마사지

① 작은 공이나 폼롤러를 아픈 쪽 엉덩이 부위에 대고

　앉는다.

② 아픈 쪽 다리를 ㄱ자 모양으로 만들어 다른 쪽 다리 위에 올려놓는다.

③ 통증이 심하지 않은 범위 내에서 천천히 위아래로 문질러 준다.

④ 1분 정도 진행한다.

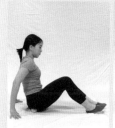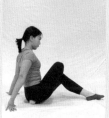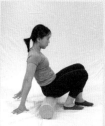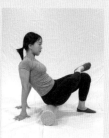

누워서 하는 이상근 자가 이완 스트레칭

① 똑바로 누운 자세에서 양쪽 무릎을 굽혀 세운다.

② 한쪽 다리를 반대쪽 무릎 위에 올려준다.

③ 양손으로 아래쪽에 있는 다리를 잡고 몸쪽으로 최대한 당긴 뒤 10초 동안 유지한다.

④ 자세를 푼 뒤 반대쪽 다리도 똑같이 한다. 각 3회 3세트 반복한다.

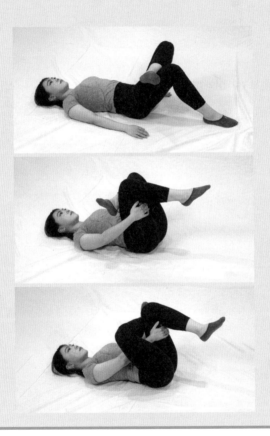

고관절 혁명

───── 발음성 고관절

손가락관절이나 목관절을 돌리다 보면 소리가 날 때가 있다. 관절에서 소리가 나는 것은 그 자체로는 문제될 것이 없다. 뼈에 이상이 생겨 소리가 나는 것이 아니라, 관절 주변 조직들이 건조하거나 딱딱해져 나는 마찰음이기 때문이다.

이런 소리는 고관절에서도 난다. 소리가 난다고 해서 '발음성 고관절'이라 표현하는데, 고관절 바깥쪽이나 앞쪽에 있는 근육이 대퇴골을 스칠 때 나는 소리다.

고관절 앞쪽에는 장요근이라는 근육이 있다. 장요근은 척추에서 시작해 골반을 거쳐 대퇴골로 이어지는 근육인데, 대퇴골과 연결된 쪽 힘줄이 비정상적으로 두꺼워지면 고관절이 움직일 때마다 대퇴골두와 마찰을 일으키면서 소리가 난다.

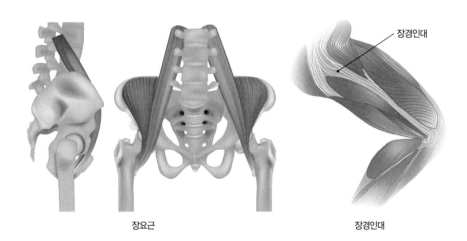

장요근   장경인대

한편 허벅지 바깥쪽에 있는 장경인대가 대퇴골과 마찰을 일으키면서 소리를 내기도 한다. 장경인대는 골반에서 대퇴골을 지나 무릎뼈까지 이어지는 커다란 인대다. 이 인대가 두꺼워지거나 딱딱해지면 고관절이 움직일 때마다 대퇴골 위쪽의 튀어나온 부분(대전자 부분)과 마찰을 일으킨다. 그때 소리가 난다.

소리가 나는 것은 큰 문제가 아니지만, 마찰이 지나치게 자주 되풀이되다 보면 그 부위에 염증이 생기면서 통증이 발생한다. 심하면 인대와 힘줄이 손상을 입기도 한다. 따라서 심각하게 걱정할 것은 아니지만 그렇다고 무시하고 방치해서도 안 된다.

소리만 나고 통증이 없는 경우에는 간단한 스트레칭으로 해결되는 경우가 많다. 그중 하나가 개구리 자세로 엎드린 뒤 앞뒤로 천천히 움직여 고관절 주변의 근육과 인대를 풀어주는 것이다.

또 다른 방법은 한쪽 다리를 ㄱ자로 구부리고, 소리가 나는 쪽 다리를 뒤로 쭉 뻗은 뒤 앞뒤로 천천히 움직여 장요근을 풀어주는 것이다. 이 두 가지 동작만 꾸준히 해도 고관절에서 나는 소리는 사라진다.

TIP

발음성 고관절 치료 포인트

발음성 고관절은 그 자체로 병은 아니지만, 오랫동안 방치하면 마찰로 인해 사타구니 안쪽 장요근과 허벅지 바깥 장경인대에 염증이 생긴다. 그때부터는 통증이 발생한다. 따라서 염증을 일으키기 전에 스트레칭으로 근육과 인대를 부드럽게 만들어 주는 것이 좋다.

발음성 고관절에 좋은 운동

발음성 고관절은 소리가 나는 유형에 따라 외측형과 내측형으로 나눌 수 있다. 외측형은 고관절을 앞으로 구부렸다 펼 때 장경인대가 대퇴골의 대전자 위를 지나가면서 소리가 난다. 내측형은 고관절이 회전할 때 장요근이 대퇴골두 위로 움직이게 되면서 발생한다. 두 유형 모두 고관절 주변의 근육을 풀어주는 스트레칭과 마사지를 통해 증상을 완화할 수 있다.

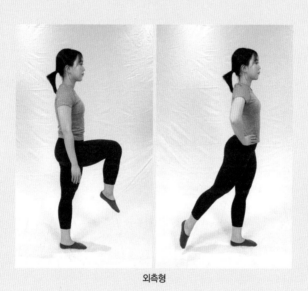

외측형

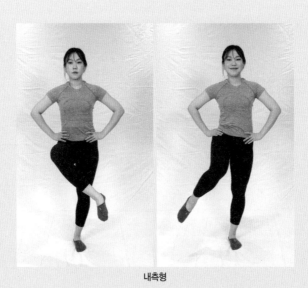

내측형

1. 외측형의 경우

외측형 발음성 고관절이 있는 경우 흔히 긴장되는 대퇴근막장근, 장경인대, 대둔근, 대퇴이두근 등을 스트레칭해 주어야 한다. 또한 대퇴근막장근과 둔근의 불균형을 해소하여 주어야 한다.

대퇴근막장근 이완 마사지

① 폼롤러를 대퇴근막장근 위치에 놓는다.

② 폼롤러를 위아래로 천천히 움직여 근육을 이완시켜 준다.

③ 1분 정도 시행해 준다.

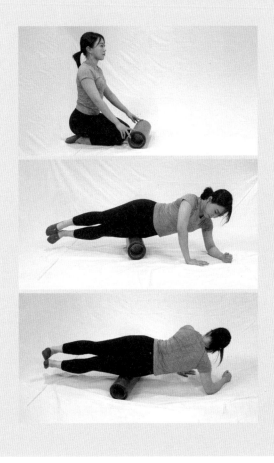

장경인대 이완 마사지

① 폼롤러를 장경인대 위치에 놓는다.

② 폼롤러를 위아래로 천천히 움직여 근육을 이완시켜 준다.

③ 1분 정도 시행해 준다.

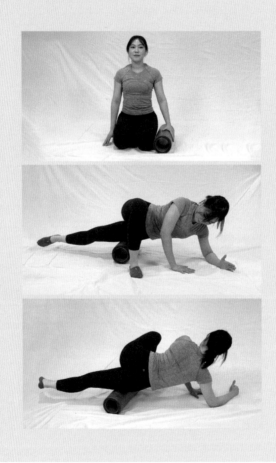

고관절 혁명

장경인대 스트레칭

① 벽과 나란히 선다.

② 이완하고자 하는 다리를 뒤로 보내 X자 형태가 되게 한다.

③ 양손으로 벽을 밀며 엉덩이를 최대한 바깥쪽으로 민다.

④ 10초 정도 자세를 유지한다. 5회 반복한다.

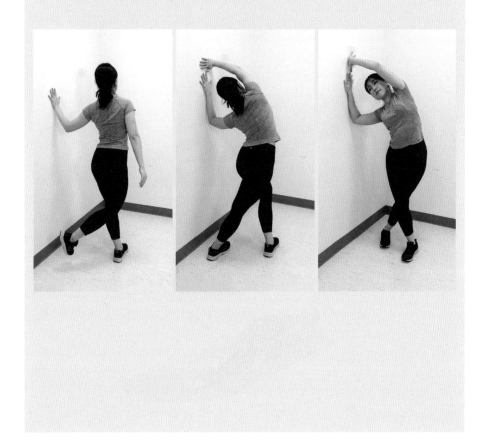

대둔근 스트레칭

① 반듯하게 눕는다.

② 풀고자 하는 다리를 반대쪽으로 넘긴다.

③ 반대쪽 손을 무릎에 대고 몸쪽으로 당긴다.

④ 엉덩이가 스트레칭되는 느낌에 집중한다.

⑤ 최대한 당긴 다음 15초 정도 유지한다.

⑥ 반대쪽 다리도 같은 방법으로 당겨준다. 각각 10회씩 3세트 반복한다.

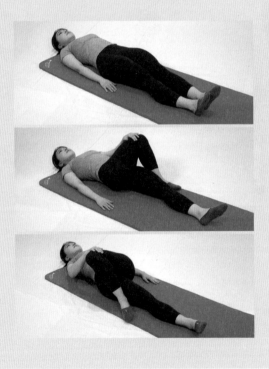

2. 내측형의 경우

내측형 발음성 고관절이 있는 경우 장요근 스트레칭을 해주어야 한다. 또한 장요근에 비해 둔근이 약화되어 있을 가능성이 높기 때문에 장요근과 둔근의 근육 불균형을 해결해 주어야 한다.

고관절 주변 근육 균형 유지 운동

① 무릎을 30도 정도 구부린 상태에서 한 발로 서서 중심을 잡는다.

② 들고 있는 다리를 뒤 대각선 방향으로 벌린다.

③ 몸이 흔들리지 않도록 다리와 배에 힘을 주고 몸의 균형을 잡고 버틴다.

④ 천천히 제자리로 돌아와 똑바로 선 후 반대쪽 다리를 같은 방법으로 시행한다.

⑤ 각 다리를 10회씩 3세트 반복한다.

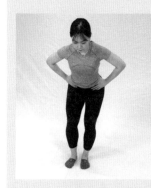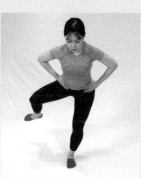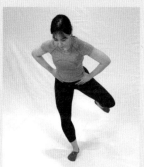

※ p 244 굴곡근 스트레칭도 도움이 된다.

===== 퇴행성 고관절염

머리뼈관절이나 척추관절처럼 거의 움직이지 않는 관절도 있지만, 대부분의 관절은 활발하게 움직인다. 무엇이든 움직이면 마찰이 생긴다. 이때 생기는 마찰력은 약간의 열과 마찰을 일으키는 두 개체의 손상을 불러일으킨다. 마찰력이 적정 수준일 때는 특별히 문제가 되지 않지만, 정도가 심해지면 붓고 열이 난다. 더 심해지면 두 개체의 직접적인 손상이 일어나기도 한다.

고관절은 골반과 대퇴골이 만나 움직이는 관절이다. 이 고관절의 운동 방향에 따라 사람은 몸을 움직인다. 그때마다 골반과 대퇴골은 마찰을 일으킨다. 이때 두 뼈를 보호하기 위해 각각의 뼈끝에는 섬유질의 강한 연골이 감싸고 있다. 또 연골 사이에는 윤활유 역할을 하는 활액(관절액)이 가득 차 있다.

이 때문에 고관절이 심하게 움직여도 골반과 대퇴골의 마찰력은 문제가 되지 않는 수준을 유지한다. 그런데 여러 가지 이유로 연골이 손상되면 마찰력이 커지면서 염증이 생긴다. 손상이 더 심해지면 뼈와 뼈가 맞닿게 되면서 심한 통증이 발생하는데 이것이 퇴행성 고관절염이다.

사람의 고관절은 기본적으로 아주 튼튼한 구조로 되어 있어 특별히 심각한 외상을 입지 않는 한, 손상을 잘 입지 않는다.

하지만 우리 사회가 산업화와 정보화 시대가 되면서 문제가 생기기 시작했다. 사람의 고관절이 점점 무리하기 시작한 것이다. 물론 산업 사회 이전에도 고관절을 무리하게 사용하는 사람들은 있었다. 다만 그런 사람들도 해가 지고 밤이 되면 휴식을 취했다. 어두워 더 이상 움직일 수 없었기 때문이다.

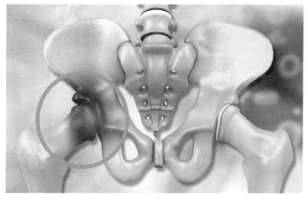
고관절염

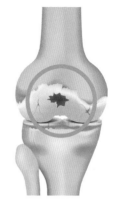
연골 손상

　그런데 산업화 시대가 되면서 달라졌다. 전등불이 생겨나자 밤에도 일하기 시작했다. 오늘날, 도시는 24시간 불을 밝히고 있다. 대형 공장들도 24시간 돌아간다. 육체적으로 무리할 수밖에 없는 구조다.

　무리를 한다면 필연적으로 관절에 무리가 갈 수밖에 없다. 그중에서 고관절은 무리를 피할 수 없다. 자리에 눕지 않는 한 계속해서 기능 상태에 있는 관절이기 때문이다. 현대인들에게 고관절 관련 질병이 많이 나타나는 이유가 여기에 있다.

　관절을 이루는 연골은, 말 그대로 연한 뼈다. 그러므로 적당한 탄력성이 있어야 한다. 그럴 때 제 기능을 한다.

　사람의 관절은 너무 무리해도 손상이 일어나지만, 너무 움직이지 않아도 손상당하기 쉽다. 너무 움직이지 않으면 탄력성을 잃어 딱딱하게 된다. 그렇게 되면 작은 충격에도 쉽게 손상을 입는다. 운동하기 전에 준비 운동을 충분히 해야 하는 것도 관절의 연골 탄력성을 높여주기 위해서다.

무리하지 않는 범위 안에서 적당한 움직임으로 연골의 탄력성을 잘 유지한다면, 특별한 일에 종사하는 사람(예를 들면 전문 운동선수)이 아니라면 평생 건강한 관절을 가질 수 있다.

고관절 역시 마찬가지다. 골반과 다리를 연결해주는 고관절은 두꺼운 연골이 보호하고 있고, 볼과 소켓 형태로 되어 있어 무척 안정적이다. 하지만 무리한 운동이나 바르지 못한 자세로 오랫동안 앉아 있거나 서 있게 되면, 관절이 붓고 변형되면서 관절을 보호하는 연골이 망가진다.

퇴행성 고관절염은 특별한 원인 없이 나이가 들면서 생기는 일차성 고관절염과 특별한 질병(고관절 충돌증후군, 비구이형성증 등)이나 외부 충격으로 관절이 변형되거나 손상되어 생기는 이차성 고관절염으로 나눌 수 있다.

퇴행성 고관절염이 발생하면 고관절의 운동 범위가 좁아지면서 움직이는 데 불편을 느끼고, 특히 걸을 때 통증이 발생한다. 적절한 치료를 하지 않고 방치하면 연골 마모가 가속화된다.

연골이 다 닳아 없어지게 되면 뼈와 뼈가 마찰을 일으키면서 통증이 심해지고, 심하면 절뚝거리게 된다. 더 심해지면 고관절뿐 아니라 허리와 무릎까지 통증이 확산되면서 전체적으로 자세가 무너지고, 결국에는 걷지 못하게 된다.

초기에 고관절염 진단을 받고 치료를 시작한다면 약물과 주사치료, 물리치료를 통해 증상을 호전시킬 수 있다. 하지만 정도가 심해 연골이 모두 마모된 상태가 되면 수술을 피할 수 없다. 그러므로 무엇보다 조기 진단과 치료가 중요하다.

조기 진단과 치료보다 더 중요한 것이 예방이다. 예방의 가장 중요한 방법은 무리하지 않는 운동을 통해 고관절의 연골 탄력성을 잘 유지하는 것이다. 또 고관절에 가해지는 압력을 최소화하기 위해 적정 체중을 유지하고, 늘 바른 자세로 앉고, 바른 자세로 걸어야 한다.

한편 퇴행성 고관절염은 허리 디스크로 오인하는 경우가 많다. 보통 사람들의 경우 자세히 관찰하지 않으면 엉덩이 통증과 허리 통증을 잘 구분하지 못하기 때문이다. 허리 치료를 받아도 통증이 사라지지 않는다면 퇴행성 고관절염을 의심해 보아야 한다.

퇴행성 고관절염 치료 포인트

고관절염 초기에는 항염증성 약물치료로 통증을 완화해주는 것이 필요하다. 그런 다음 근력 운동과 고관절의 운동 범위를 유지시켜 주는 물리치료를 병행하면 증상을 완화하는 데 많은 도움이 된다.

통증이 너무 심할 때는 우선 관절 내 주사치료를 통해 통증을 가라앉힌 다음, 인대와 근력 향상 운동을 통해 고관절에 가해지는 무게를 주변 조직으로 적절히 분산시켜야 한다.

연골이 많이 손상되었다고 해도, 고관절 주변에는 연골의 기능을 대신해 줄 수 있는 인대와 근육이 많다. 따라서 무리하지 않는 범위 내에서 관절 운동을 해주면 주변 근육이 튼튼해지고, 인대가 유연해지면서 일상생활에는 지장이 없을 정도로 상태를 호전시킬 수 있다.

고관절염이 너무 많이 진행되어 통증이 심하다면 수술적 치료가 필요하다. 연골이 어느 정도 남아 있는 사람이라면 통증의 원인이 되는, 곧 연골 손상을 유발하는 원인(돌출된 뼈나 관절내 이물질 등)을 제거하는 수술이 필요하고, 이런 수술적 치료를 해도 효과를 크게 기대할 수 없을 정도로 관절염이 심하고, 일상생활이 불가능할 정도로 통증이 심하다면 인공 고관절 치환 수술을 하는 것이 현재로서는 가장 효과적인 치료법이라 할 수 있다.

퇴행성 고관절염에 좋은 운동

고관절 굴곡근 강화 운동

① 편하게 누운 상태에서 한쪽 다리는 무릎을 90도로 굽히고 한쪽
   다리는 펴준다.

② 편 다리의 허벅지 앞 근육과 고관절 앞 근육에 힘을 주며 위로 들어올린다.

③ 편 다리의 무릎이 굽혀지지 않도록 조심하며 45도 정도 들어올렸다가 천천히 내려
   준다.

④ 반대쪽 다리도 같은 방법으로 10~15회 3세트 반복한다.

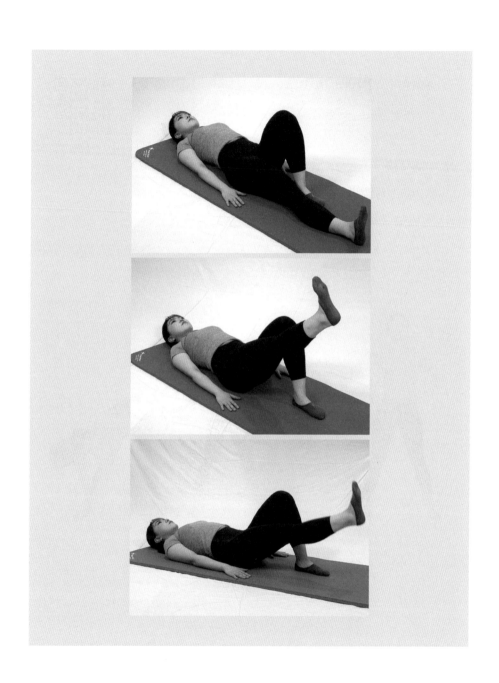

상체 숙여 고관절 이완시키기

① 다리를 벌리고 똑바로 선다.

② 오른쪽 다리를 오른쪽으로 90도 돌리고, 상체도 오른쪽으로 비

틀 다음 손이 발아래까지 내려가게 천천히 몸을 숙인다. 이때 왼쪽

발은 오른쪽 발과 90도가 되게 유지한다.

③ 천천히 내려간 뒤 5초 정도 멈추고 다시 천천히 올라온다.

④ 반대쪽 다리도 똑같이 10회 3세트씩 반복한다.

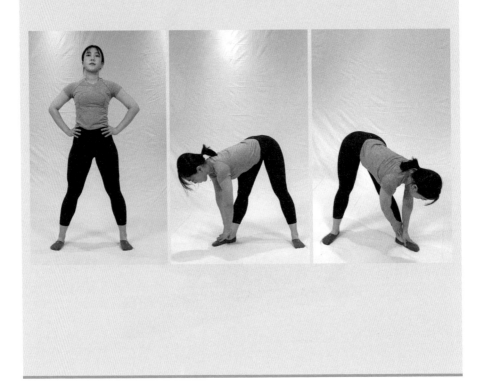

─── 고관절 활액막염

관절이 붓고, 열이 나고 통증이 있을 때는 대개 활액막이 문제를 일으킨 경우가 많다. 활액막은 고관절을 감싸고 있는 얇은 막으로, 관절의 움직임을 부드럽게 해주기 위해 분비되는 활액(관절액)이 나오는 곳이다.

활액막은 정상적인 상태에서는 일정 양의 활액을 만들어 내고, 이미 사용한 활액을 흡수해 관절 내의 활액을 늘 일정 수준으로 유지시켜 준다. 그런데 외상이나 여러 가지 이유로 활액막에 이상이 생기면 활액을 과도하게 만들어 낸다. 그렇게 되면 관절이 붓고 열이 나면서 통증이 발생한다. 흔히 관절에 '물이 찬다'라고 표현하는 것은 이를 두고 하는 말이다.

고관절 활액막염에 걸리면 어떤 증상이 일어날까? 양반다리를 하거나 다리를 꼬고 앉을 때 통증이 있다. 밤에 잘 때 고관절 쪽 통증으로 뒤척이거나 잠을 깨기도 한다. 활액막염은 엑스레이상으로는 확인할 수 없고, MRI를 찍어 확인해야 한다. 활액막염이 맞다면, 활액막의 염증을 확인할 수 있고, 그로 인해 고관절에 물이 차는 현상도 확인할 수 있다.

활액막염은 그 자체로는 심각한 것이 아니다. 하지만 치료하지 않으면 관절이 붓고 딱딱해지면서 연골을 압박하게 된다. 그렇게 되면 퇴행성 관절염을 유발해 연골 손상을 가속화시킨다. 그러므로 통증이 심하다면 적절한 치료를 받아야 한다.

고관절 활액막염 치료 포인트

초기에 발견하면 비교적 치료가 간단하다. 약물치료를 통해 염증을 제거하면 대개 통증이 사라진다. 염증이 심할 때는 초음파를 통해 정확한 위치를 확인한 뒤, 항염증 약물을 주사하는 방법도 있다.

대개는 이 정도 치료만으로 증상이 좋아진다. 그래도 통증이 사라지지 않는다면 관절 내시경을 통해 염증을 직접 제거할 수도 있다. 효과가 빨라 통증이 눈에 띄게 줄어든다.

통증이 심하지 않은 초기라면 반신욕이나 고관절 주변 스트레칭만으로도 증상이 좋아진다. 염증이 심할 때도 먼저 염증 치료를 통해 통증을 가라앉힌 다음, 반신욕이나 스트레칭으로 적절한 관리를 해주면 더욱 효과적이다.

고관절 활액막염에 좋은 스트레칭

폼롤러를 이용한 허벅지 풀어주기

① 팔꿈치를 대고 바닥에 엎드린다.

② 한쪽 허벅지 아래에 폼롤러를 대고 좌우로 천천히 굴리며 허벅지 안쪽을 마사지한다.

③ 다리를 바꿔 같은 동작을 되풀이한다. 각 다리를 15회 3세트 반복한다.

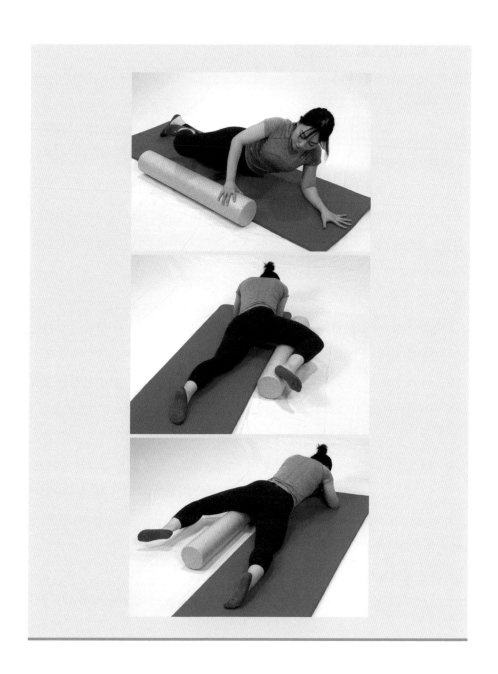

──── 류마티스성 고관절염

일반적인 관절염이 나이가 들면서 생기는 퇴행성이라면 류머티스성 관절염은 일종의 자가면역 질환이다. 따라서 나이에 상관없이 20~30대 젊은층에서도 자주 발병한다.

자가면역 질환이란, 우리 몸의 면역세포가 몸안에 있는 정상 세포를 외부에서 침입한 유해 물질로 오인해 공격하는 것을 말한다. 따라서 류머티스성 질환은 우리 몸 어디서든지 발병할 수 있다. 실제로 폐나 심장에 류머티스성 자가면역 질환이 생기는 경우가 있다. 다만 관절에 많이 생기다 보니 류머티스성 관절염이란 말이 우리에게 익숙한 것이다.

몸속의 정상 세포를 유해 물질로 오인한 우리 몸의 면역세포가 주로 공격하는 것이 관절의 활액 세포다. 그러므로 류마티스성 고관절염에 걸리면 관절 내에 염증 세포들이 비정상적으로 빠르게 증식하면서 관절이 붓고 연골을 눌러 관절을 뻣뻣하게 만든다. 심하면 연골과 뼈까지 녹인다.

류머티스성 관절염이라는 말이 익숙하다고 해서 대수롭지 않은 질병인 것은 아니다. 류머티스성 관절염은 아직 정확한 발병 원인을 모른다. 다만 유전적 요인이 강하고, 바이러스에 의한 감염과 치주염, 흡연, 스트레스 같은 것이 원인으로 작용하는 것이 아닌가, 의심하고 있는 정도다.

따라서 아직 완벽한 치료 방법이 없을 정도로 무서운 병이다. 다만 조기에 발견해 치료하면 더 이상의 진행을 막을 수 있는 만큼, 빠른 진단과 치료가 필요하다.

류머티스성 질환은 우리 몸 어디에서든지 발생할 수 있지만 실제로는 관절에 많이 생기는데, 그 가운데서도 손가락과 발가락처럼 작은 관절에 많이 생긴다. 따라서 큰 관절인 고관절이나 어깨에는 류머티스성 관절염이 생기는 경우가 흔하지 않다.

다만 작은 관절에 생긴 류머티스성 관절염이 심하게 되면 어깨나 고관절에도 침범해 문제를 일으킨다. 문제는 작은 관절에 생기는 류마티스성 관절염에 비해 고관절에 생기는 류마티스성 관절염의 경우 통증이 더 심하고, 더 심각한 활동 제한을 불러일으킨다는 사실이다.

류머티스성 관절염의 대표적인 증상은 아침에 일어났을 때 관절이 뻣뻣한 것이다. 퇴행성과 달리 뻣뻣한 정도가 오래간다. 치료하지 않고 방치하면 염증 세포들이 관절을 압박해 관절 변형을 일으키기도 한다.

TIP

류머티스성 고관절염 치료 포인트

류머티스성 고관절염은 자가면역 질환이기 때문에 최대한 빨리 병원을 찾아 치료하는 것이 무엇보다 중요하다. 치료를 제대로 하지 않아 생기는 관절 변형은 원래대로 회복되기가 무척 어렵기 때문이다.

다행히 최근에는 치료 효과가 뛰어난 약물이 많이 개발되어 비교적 완치에 가까울 만큼 진행을 늦출 수 있고, 변형된 관절도 어느 정도 원래대로의 회복이 가능한 상황이다.

류머티스성 고관절염은 그렇게 흔하지는 않지만, 일단 발병하면 치료가 어렵고, 관절의 경직이 퇴행성보다 더 심하다. 따라서 병원 치료와 함께 무리하지 않는 범위 내에서 고관절을 부드럽게 하는 스트레칭을 자주 해 고관절의 유연성을 확보해야 한다. 그렇지 않으면 고관절이 점점 뻣뻣해지면서 운동 기능이 줄어들게 된다.

류마티스성 고관절염에 좋은 운동

옆으로 누워 다리 들기 운동

① 두 다리를 편 상태로 옆으로 눕는다.

② 아래쪽 다리를 편하게 90도 정도 굽힌다.

③ 위쪽 다리를 약간 몸 뒤쪽 대각선 방향으로 들어올린 후 천천히 내린다.

④ 허리에 힘이 많이 들어가지 않도록 조심한다.

⑤ 반대쪽 다리도 같은 방법으로 올리고 내린다. 각 다리를 15회 3세트 반복한다.

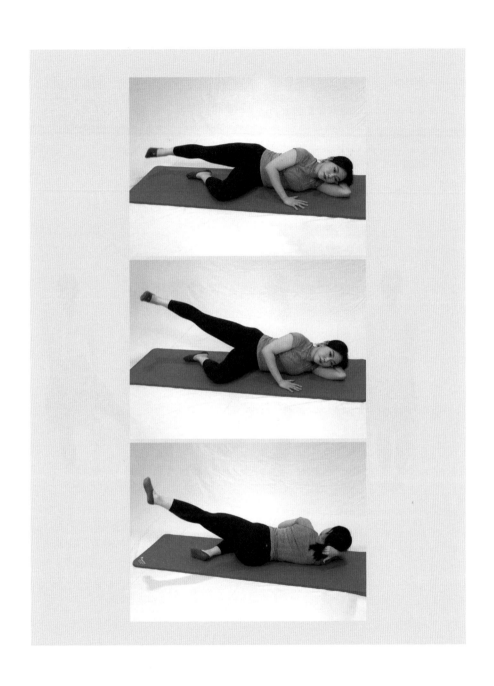

의자 잡고 고관절 옆으로 벌려 돌리기

① 의자를 잡고 반듯하게 선다.

② 한쪽 다리를 들어 약간 뒤로 가게 한 뒤 작게 원을 그린다.

③ 다리가 앞으로 나가지 않게 주의하면서 원을 점점 크게 그린다.

④ 반대쪽 다리와 번갈아 가면서 한다. 각 다리를 15회 3세트 반복한다.

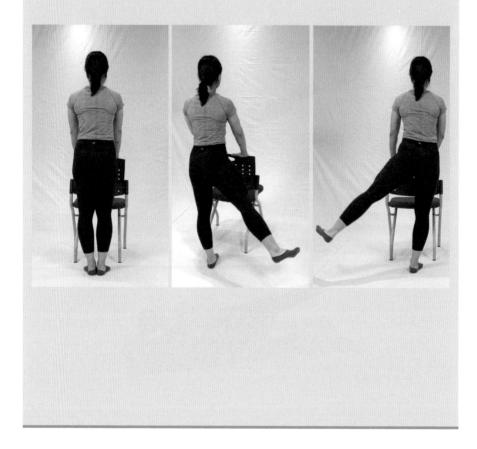

━━━ 비구순 파열

고관절은 하체의 맨 윗부분인 대퇴골두와 상체의 맨 아랫부분인 골반의 비구가 만나 꽉 끼워져 있는 형태를 하고 있다. 비구 가장자리에는 면적을 넓혀 고관절에 체중이 가해질 때 압력을 분산시키고, 고관절을 더욱 안정적인 구조가 되게 잡아주는 고탄력성의 연골 조직이 있다. 이를 비구순이라고 한다. 입술 모양으로 생겨 이런 이름이 붙었는데, 관절와순이라고도 한다. 비구순은 고관절 연골을 감싸고 있으면서 연골 사이에 있는 활액을 보호해주는 기능도 한다.

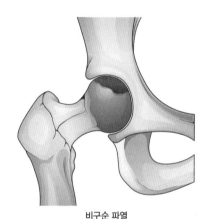

비구순 파열

비구순은 고관절에서 무척 중요한 기능을 하므로 아주 두껍고 강하다. 따라서 웬만해서는 손상되지 않는다. 하지만 오랫동안 압력과 충격이 가해지면 손상이 일어난다. 또 순간적으로 강한 힘이나 충격을 받아도 찢어지거나 손상을 입는다. 보통 교통사고나 추락으로 손상을 입는 경우가 많다.

요즘에는 극한 스포츠 활동을 즐기는 사람들이 많고, 직장인들의 경우 잘못된 자세 때문에 손상을 입기도 한다. 오랫동안 의자에 앉아 있게 되면 비구순이 경직되는데, 그 상태에서 대퇴골두와 비구순이 맞물리면서 비구 안으로 말려 들어가 손상을 입는 경우다.

비구순이 손상을 입게 되면 고관절 사이에 들어있는 활액이 흘러버린다. 그렇게 되면 움직일 때마다 고관절 연골에 강한 마찰력이 발생한다. 그런 상황이 계속되면 고관절에 염증이 생기면서 붓고 통증이 발생한다. 이때 적절한 치료를 하지 않고 방치하면 퇴행성 고관절염이 발생하게 된다.

비구순이 손상을 입게 되면 뾰족한 것으로 찌르는 듯한 통증이 고관절 쪽에 생긴다. 또 고관절 주변이 결리는 듯한 느낌도 들고, 걷거나 양반다리를 할 때도 통증이 있다. 더 심해지면 몸을 제대로 펴지 못하고 움츠리게 된다.

문제는 비구순 파열이 어느 정도 진행될 때까지는 통증이 그렇게 심하지 않다는 사실이다. 불편감을 느낄 만큼 통증이 심해지는 것은 비구순이 완전히 찢어져 제 기능을 하지 못할 정도가 되었을 때다. 그때는 이미 연골의 마모가 많이 진행된 상태일 경우가 많아 치료가 어렵고, 치료해도 결과가 좋지 않다.

그러므로 충분히 휴식을 취했는데도 고관절 쪽의 통증이 사라지지 않고, 줄어들지도 않는다면 한번쯤 고관절 이상을 의심하고 전문가를 찾아가 정확한 상태를 확인할 필요가 있다.

고관절 문제로 인한 통증과 허리 문제로 인한 통증을 간단히 구별하는 방법이 있다. 고관절이 문제가 되어 생기는 통증은 걸을 때나 계단을 오를 때 사타구니 부근에서 찌르는 듯한 통증이 느껴진다.

　허리 문제일 경우에는 엉덩이에서 다리로 이어지는 부위가 뻐근하거나 저리는 식의 통증이 있고, 종아리가 터질 것 같은 느낌이 들기도 한다. 또 누워 다리를 들어 올렸을 때 엉덩이 뒤쪽 부분에 통증이 심하다. 저린감이 심해지면 발에 두꺼운 양말을 신은 듯한 둔한 감각이 느껴지기도 한다. 이럴 때는 허리에 문제가 있다고 생각하면 된다. 물론 고관절과 허리 문제가 동시에 있을 수도 있다. 따라서 정확한 진단을 위해서는 전문가의 도움을 받는 것이 좋다.

TIP

비구순 파열 치료 포인트

비구순은 한번 손상되면 재생이 어렵다. 따라서 초기에 정확한 진단을 받고 치료를 받는 것이 무엇보다 중요하다. 다만 파열 정도가 심하지 않을 때는 적절한 자세 교정과 온열 찜질, 스트레칭을 통한 주변 근육 강화로 더 이상의 파열을 막아 증상을 완화시킬 수 있다.

가장 중요한 것은 나쁜 자세를 피하는 것이다. 고관절을 무리하게 회전시키는 운동은 삼가야 하고, 쪼그린 자세를 취하거나, 허벅지를 가슴 쪽으로 심하게 끌어당겨 앉아서는 안 된다. 비구순이 비구 안으로 말려 들어가 더 심한 손상을 입을 수 있기 때문이다.

손상이 심할 때는 외과적 치료를 해야 한다. 치료는 비교적 간단하다. 고관절 내시경을 이용해 손상된 비구순을 치료하는 것이다. 그렇게 어려운 시술이 아니므로 비구순 파열 진단을 받는다면 적극적인 치료를 받아야 한다. 손상 정도가 약할 때는 엉덩이 쪽의 대둔근을 강화하는 스트레칭을 자주 해주면 증상을 완화시킬 수 있다.

비구순 파열에 좋은 운동

엎드려 대둔근 강화하기

① 엎드린 자세에서 발뒤꿈치를 붙인다.

② 엉덩이를 조인 상태에서 발을 천장으로 밀어 올린 자세를 5초

유지한다.

③ 힘을 빼면서 다리를 내린다(힘을 주는 것 못지않게 힘을 빼는 것도 중요하다).

10회 3세트 반복한다.

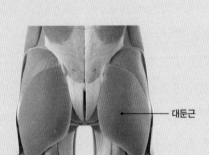

대둔근

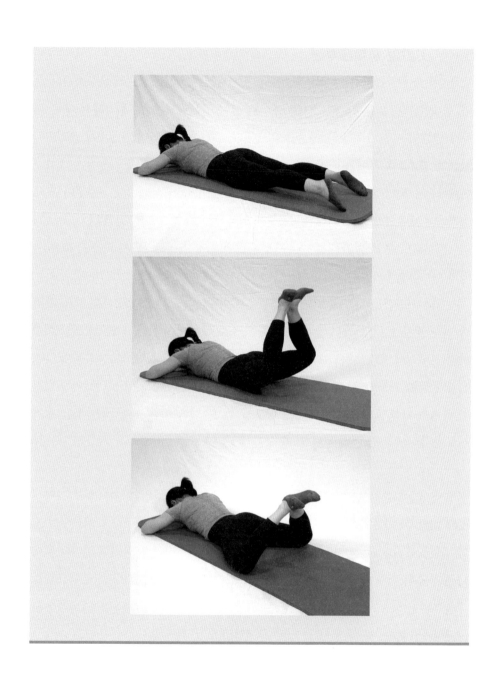

고관절 충돌증후군

고관절은 어깨관절만큼은 아니지만 360도 회전할 수 있을 정도로 운동반경이 크다. 현대인은 관절이 유연한 것처럼 보이고 싶어 하는 운동들을 무리해서 하는 경우가 있는데 이는 고관절의 손상을 일으킨다. 본인의 관절형태가 그렇게 움직이기 힘들게 생겼음에도 이를 인지하지 못하고 무리해서 운동을 하기 때문이다. 게다가 어깨관절과 달리 체중이 많이 실린다. 체중이 많이 실린 상태에서 고관절이 크게 움직이다 보니 골반의 비구와 대퇴골두가 서로 충돌할 가능성이 늘 있다.

어깨관절도 운동 범위가 넓지만 무게가 많이 실리지 않고, 또 야구 선수 같은 사람이 아니라면 일상에서 무리하게 사용하는 경우는 많지 않다.

하지만 고관절은 다르다. 전문 운동선수가 아니더라도 일상에서 제법 오래 걷거나 뛰는 경우가 많다. 게다가 요즘 젊은 사람들 가운데는 몸의 유연성을 돋보이게 하려는 생각에 정상적인 고관절 가동 범위를 넘어서는 운동을 하는 경우가 있다. 요가나 극한 스포츠 같은 것이 여기에 해당하는데, 이 모든 것이 고관절에는 엄청난 압력이 가해지는 순간이다. 이런 상황에서 고관절을 이루는 비구와 대퇴골두가 서로 충돌하게 되면 어떻게 될까? 손상이 생길 수밖에 없다.

정상적인 고관절 상태에서는 비구와 대퇴골두가 충돌하지 않는다. 비구 모양에 맞게 대퇴골두가 동그랗게 잘 맞물려 있기 때문이다. 하지만 비구나 대퇴골두의 모양이 반듯하지 않고 튀어나온 부분이 있으면 문제가 달라진다. 움직일 때마다 튀어나온 부분이 서로 부딪히면서 통증을 일으키고 연골을 손상시킨다. 이것이 고관절 충돌증후군이다.

그렇다면 뼈는 왜 튀어나오는 것일까? 선천적으로 튀어나온 경우도 있고, 외상으로 인해 변형된 경우도 있다. 두 가지 모두 충돌증후군을 일으킨다.

충돌증후군이 발생하면 어떤 증상이 있을까? 대표적인 것이 사타구니 통증과 걸을 때 뭔가 찝히는 느낌을 받는다. 앉았다가 일어날 때 고관절 쪽에 심한 통증이 발생하기도 하고, 차에서 내리려고 다리를 벌릴 때 사타구니 쪽에 통증이 생기기도 한다. 심하면 다리를 쫙 펴지 못하고 구부정하게 걷고, 바로 누워 잠을 잘 수 없어 옆으로 웅크리고 자야 한다.

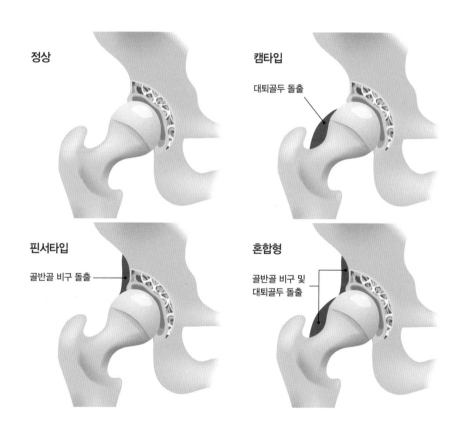

정상

캠타입
대퇴골두 돌출

핀서타입
골반골 비구 돌출

혼합형
골반골 비구 및 대퇴골두 돌출

고관절 충돌증후군 역시 허리 통증과 비슷해 대수롭지 않게 생각하거나, 허리 치료를 받느라 시간을 낭비할 수 있다. 적절한 치료를 하지 않으면 통증이 사라지지 않고, 충돌 부위의 연골 마찰이 심해지면서 퇴행성 관절염으로 발전하게 된다. 더 심해지면, 인공 고관절 치환 수술을 해야 한다.

선천적으로 뼈에 이상이 없는데도 고관절 충돌증후군이 생길 수 있다. 고관절의 운동 범위를 벗어나는 과도한 움직임을 지속해서 하게 될 때다. 우리가 평소보다 좀 더 다리를 벌리거나, 다리를 위로 뻗을 때 통증이 느껴지는데, 바로 그 순간이 비구와 대퇴골두가 충돌을 일으키는 순간이다.

그런 상황이 어쩌다 한두 번 생긴다면 큰 문제가 없지만, 지속해서 생긴다면 그때마다 비구와 대퇴골두가 충돌하면서 고관절 연골 마모를 촉진해 퇴행성 고관절염이 되게 한다. 극한 스포츠를 즐기는 사람들이나, 전문 운동선수들이 여기에 해당한다고 할 수 있다.

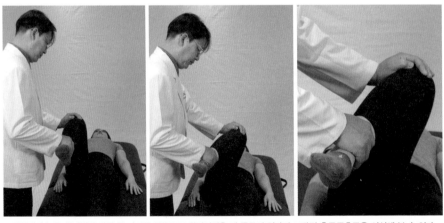

반듯하게 누운 상태에서 아픈 쪽 다리를 안쪽으로 회전시켰을 때 통증이 있다면 고관절 충돌증후군을 의심해 볼 수 있다

고관절 충돌증후군 진단을 받았다면 어떻게 해야 할까? 튀어나온 정도가 약해 일상생활에 지장을 줄 정도가 아니라면 운동과 자세 교정만으로도 증상이 좋아진다.

요가나 발레처럼 고관절에 무리가 가는 운동은 피해야 한다. 또 다리를 꼬고 앉거나, 장시간 앉아 있기, 몸을 비트는 자세도 상태를 악화시키므로 피해야 한다. 마라톤이나 고관절에 체중이 많이 실리는 운동도 하면 안 된다.

오랫동안 쪼그려 앉아 일하거나, 가파른 산을 오르는 사람들처럼 고관절을 많이 구부리는 운동을 하는 사람에게서 충돌증후군이 발병하는 경우가 많으니 조심할 필요가 있다.

대부분의 고관절 관련 질병은 관절 주변 조직들이 굳어지면서 생긴다. 그 때문에 가동 범위가 좁아지고, 가동 범위를 넘어 움직이려고 하다 보면 아프니까 더 안 움직이게 된다. 더 안 움직이다 보니 관절이 더 굳어지면서 가동 범위가 더 줄어드는 악순환에 빠진다. 이런 경우 적절한 운동과 스트레칭을 통해 고관절 주변 조직들을 부드럽게 해 가동 범위를 조금씩 넓혀주는 것이 좋은 해결책이다.

하지만 고관절 충돌증후군은 그렇지 않다. 자칫하면 스트레칭이 대퇴골두와 비구 충돌을 더 일으켜 상태를 악화시킬 수 있다. 실제로 디스크로 잘못 진단받은 고관절 충돌증후군 환자가 허리에 좋은 스트레칭을 많이 하다가 고관절이 더 악화되어 인공 고관절 치환 수술을 받은 사례가 있다. 이런 의미에서 전문가의 정확한 진단은 무엇보다 중요하다.

고관절 충돌증후군 치료 포인트

고관절 충돌증후군 진단을 받았지만, 특정 자세를 취할 때만 통증이 있고, 일상생활에 큰 지장이 없다면 굳이 수술할 필요는 없다. 대신 통증을 유발하는 자세를 피하고, 한번에 너무 오래 앉아 있거나 몸을 심하게 비트는 동작은 피해야 한다. 그리고 일상생활에서 가능하면 반듯하게 앉고 걸어야 한다. 그렇게만 해도 증상이 많이 좋아진다.

하지만 돌출된 부위가 커 충돌이 심하다면 문제가 다르다. 일상생활에 지장을 줄 정도로 통증이 심하거나, 이미 퇴행성 고관절염 증상이 나타났을 때는 돌출 부위를 수술로 제거하는 것이 좋다. 그렇지 않으면 고관절염이 가속화되어 인공 고관절 치환 수술을 해야 한다.

다행히 고관절 충돌증후군 수술은 어렵고 큰 수술이 아니다. 관절 내시경으로 튀어나온 부분만 제거하는 것이기 때문에 비교적 치료가 간단하다. 상처 부위도 작고 회복도 빠르다.

고관절 충돌증후군에 좋은 운동

플랭크 운동

① 엎드린 자세에서 팔꿈치를 바닥에 대고 발끝으로 몸을 지탱한다.

② 몸을 반듯하게 일자로 유지한다.

③ 20초 버티기를 10회 반복한다.

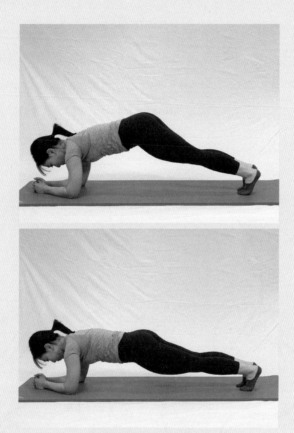

※ p 75 브릿지 운동, p 106 중둔근 강화 운동(옆으로 누워 다리 들기), p 136 버드독 운동도 도움이 된다.

── 비구이형성증

정상적인 고관절은 비구가 대퇴골두를 충분히 잘 덮고 있다. 그러므로 체중이 적절히 분산되어 비구와 대퇴골두 모두 무리하지 않게 된다. 그런데 선천적으로 비구가 덜 발달된 사람이 있다.

비구가 덜 발달되면 대퇴골두를 충분히 덮지 못하고 중간에 걸치게 되는데, 바로 그 부분이 압력을 많이 받게 된다. 특히 움직일 때 압력이 더 강해지는데, 자연히 그 부분의 연골이 손상을 입게 되면서 퇴행성 고관절염이 일찍 발생하고, 진행 속도도 빨라진다.

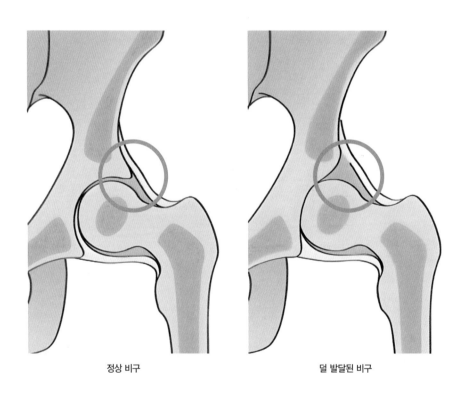

정상 비구   덜 발달된 비구

비구가 충분히 형성되지 않아 비구가 해야 할 일을 비구순이 대신하다 보면 압력을 견디지 못한 비구순이 찢어지기도 한다. 비구순이 찢어지면 활액이 밖으로 흘러 역시 연골 마모를 가속화시킨다.

비구이형성증도 증상이 심하지 않으면 자세 교정과 체중을 줄이는 것만으로도 상태를 많이 호전시킬 수 있다. 또 사람에 따라서는 비구이형성증이 분명한데도 특별한 이상을 못 느끼고 평생 살기도 한다. 병원을 찾게 될 때는 대개 고관절염으로 진행되어 통증이 발생하는 경우다. 그러므로 비구이형성증이 분명하고, 통증이 있다면 적절한 치료를 해주는 것이 좋다.

비구이형성증 치료 포인트

비구이형성증이 분명한데도 특별한 증상이 없다면, 굳이 치료를 받을 필요가 없다. 문제는 통증이 있을 때다. 초기에 발견하고, 퇴행성 고관절염이 많이 진행된 경우가 아니라면 비구를 넓히는 수술이 가능하다. 비구 일부를 잘라 각도를 넓혀 비구가 대퇴골두를 충분히 덮을 수 있도록 고정하는 방식인데, 비구 절골술이라 한다.

이미 고관절염이 많이 진행되어 연골이 심하게 손상된 경우라면 이런 수술이 큰 의미가 없다. 이럴 때는 인공 고관절 치환 수술을 하는 것이 효과적이다.

증상이 약하면 체중 조절을 하고, 바닥에 쪼그려 앉거나 과도하게 고관절을 벌리는 자세를 피하고, 너무 오래 걷거나 달리기 같은 행동을 피하면 증상이 좋아진다.

비구이형성증에 좋은 운동

비구이형성증에는 체중 조절이 중요하다. 적정한 체중 조절을 통해 고관절에 가해지는 체중 부담을 줄여야 하기 때문이다. 따라서 고관절에 부담이 되는 운동(등산, 오래 걷기, 배드민턴, 테니스, 탁구 등)은 피해야 한다. 대신 체중이 많이 실리지 않은 상태에서 고관절 주변의 근육을 튼튼하게 할 수 있는 수영 같은 운동이 좋다. 그래야 대퇴골두가 비구 안에서 안정적으로 자리 잡을 수 있기 때문이다.

클램쉘 운동

① 무릎에 탄력성 밴드를 감은 다음, 아픈 쪽 엉덩이를 위쪽으로 하고 옆으로 눕는다.

② 고관절은 45도, 무릎은 90도로 구부려 준다.

③ 무릎을 천천히 벌렸다가 오므린다. 무릎이 완전히 닿기 전에 다시 무릎을 벌린다. 이 때 두 발의 발뒤꿈치가 서로 떨어지지 않아야 하고, 상체가 많이 굽혀져서는 안 된다.

④ 골반이 돌아가지 않도록 다리는 최대한 반원을 그린다는 느낌으로 돌려준다. 10회

　　3~5세트 진행한다.

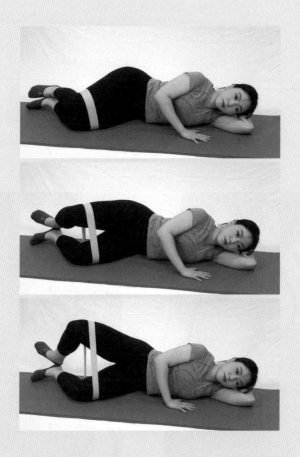

※ p 136 버드독 운동, p 262 공을 이용한 내전근 강화 운동도 도움이 된다.

대퇴골두무혈성괴사

이름 그대로 '허벅지뼈 끝(대퇴골두)이 피가 통하지 않아(무혈성) 죽어가는(괴사)'병이다. 근육과 피부에 혈관이 있듯이 뼈에도 혈관이 있다. 혈관을 통해 산소와 각종 영양분이 전해지면서 사람의 뼈는 튼튼하게 유지된다.

그런데 피부 속에 있는 혈관과 뼛속에 있는 혈관은 다른 점이 있다. 피부 속 혈관은 이런저런 이유로 막히게 되면 그 혈관을 대신할 수 있는 우회 혈관이 많다. 따라서 특정 혈관이 막힌다고 해서 피부가 죽는 경우는 드물다.

뼈 혈관은 다르다. 뼈 혈관에도 우회 혈관이 있지만, 특정 부위의 뼈에는 우회 혈관이 없다. 대표적인 것이 대퇴골두와 거골(발뼈 중의 하나)이다. 이들 부위는 우회 혈

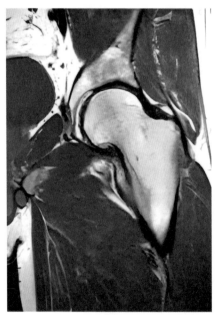

정상

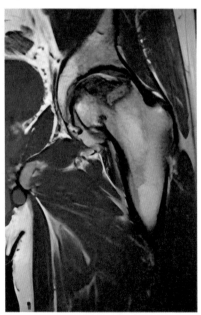

대퇴골두무혈성괴사

관이 없기 때문에 혈관이 막혀 피가 통하지 않게 되면 산소와 영양 부족으로 죽고 만다.

정상적인 대퇴골두는 끝이 동그랗지만, 혈관이 막혀 괴사가 일어나면 골두의 둥근 모양이 찌그러진다. 뼈 조직이 죽어 무너지기 때문이다. 괴사가 되어 골두가 거칠어지면 움직일 때마다 골반의 비구와 마찰을 일으키면서 연골을 마모시킨다.

결국 고관절염을 일으켜 통증을 유발하게 되는데, 괴사가 심해지면 대퇴골두가 부러지기도 한다. 고관절을 이루는 중요 부위인 대퇴골두가 부러지면 기본적인 고관절 기능이 마비되고 만다.

젊은층에서도 많이 발병한다

대퇴골두무혈성괴사는 낯선 이름만큼 보통의 사람이라면 크게 걱정하지 않아도 될 정도로 발병률이 낮을까? 그것은 아니다. 2019년 발병률을 보면, 인구 10만 명당 29명이다. 한국인들이 가장 많이 걸린다는 위암 발병률이 2020년 기준 10만 명당 36.9명임을 생각하면 그렇게 드문 병이 아니다.

문제는 대부분의 환자가 30대에서 50대 사이라는 점이다. 우리 사회에서 중추적인 역할을 해야 하는 것이 이 나이대의 사람들이라는 점에서 심각한 질병이라 할 수 있다.

그렇다면 발병 원인은 무엇일까? 아직 정확한 원인이 밝혀지지 않은 상태다. 다만 원인으로 의심하고 있는 몇 가지가 있다. 음주와 스테로이드제 복용이다. 술을 많이 마시면(특히 소주) 몸안의 지방 수치가 높아진다. 그로 인해 지방이 혈관을 막는 지방 색전이 생기고, 이것이 대퇴골두 쪽 혈관의 피흐름을 방해해 괴사가 생길 수 있다.

또 알코올은 골수 안에서 직접 지방 세포를 증식시키는 역할을 하기도 한다. 그렇게 되면 골수 내에 있던 혈관이 늘어난 지방 세포에 눌려 좁아져 뼈끝으로 흐르는 피흐름을 역시 방해한다. 이 때문에 골두 괴사가 일어나는 것이 아닌가, 추측하기도 한다.

스테로이드제 복용과 관련해서도 아직 명확히 밝혀진 것은 없지만, 대퇴골두무혈성괴사 환자의 10~30%가 스테로이드제 과복용과 연관이 있다고 보는 전문가들이 많다. 다만 스테로이드제를 복용한다고 해서 무조건 무혈성괴사가 발생하는 것은 아니다.

이외에도 신장질환과 전신성 홍반성 낭창(루프스) 같은 결체 조직 병, 신장이나 심장 이식을 받은 경우, 잠수병, 통풍, 후천적 면역결핍증(AIDS)을 발병 원인으로 짐작하고 있다.

하지만 이런 위험 인자에 전혀 노출된 적이 없는 사람에게서도 자주 발병하는 경우가 많아 정확한 원인이 무엇인지 밝혀내기 위해서는 앞으로 더 많은 연구가 필요한 상황이다. 다만 30~50대 젊은층, 그 가운데서도 남성에게서 발병하는 경우가 많다는 것만 알려진 상태다.

심하면 다리가 짧아지기도 한다

대퇴골두무혈성괴사가 무서운 것은, 골두로 향하는 혈관이 막혀 골두 일부가 죽어가도 특별한 증상이 없다는 점이다. 죽은 골두 부위는 시간이 지나면서 점점 탄력성이 사라진다. 그때까지도 통증을 느끼지 못한다. 신경세포가 없는 주변 연골이 충격을 흡수해 주기 때문이다. 하지만 괴사된 뼈는 시간이 지날수록 점점 약해지면서 결국에는 부서진다. 사람이 통증을 느끼기 시작하는 것은 이때부터다.

증상은 대개 갑자기 시작된다. 어제까지 아무 이상이 없었는데, 오늘 갑자기 고관절 주변에 불편감이 느껴지면서 앉아 있다가 일어설 때 통증이 느껴진다. 또 사타구니 부위가 붓거나 열이 나기도 한다.

더 심해지면 걷거나 계단 올라가기가 힘들어진다. 아주 심해지면 골두가 함몰되면서 다리가 짧아진다. 그때부터는 절뚝거리며 걷게 된다.

비교적 젊은 나이이고, 특별히 다친 적도 없는데 갑자기 고관절에 통증이 느껴지면서 걷는 것이 불편해지면 대퇴골두무혈성괴사를 의심해 보아야 한다. 무엇보다 술을 많이 마신다거나, 스테로이드제를 많이 복용했다면 의료기관을 찾아 검사해 볼 필요가 있다.

대개 엑스레이 촬영으로 이상을 발견할 수 있지만, 초기에는 엑스레이 촬영만으로는 발견하지 못할 때도 있다. 이때는 MRI(자기공명영상) 검사를 해야 한다. MRI는 초기 단계의 괴사도 위치와 크기를 정확하게 발견할 수 있다. 만약 조기에 발견한다면 비교적 쉽게 치료할 수 있고, 결과도 좋다.

대퇴골두무혈성괴사 치료 포인트

괴사가 있지만 크기가 작고, 압력을 많이 받는 위치가 아니며, 통증이 심하지 않은 초기 단계의 무혈성괴사라면 특별한 치료를 하지 않아도 무리만 하지 않으면 통증이 줄어들고, 일상생활에 지장이 없게 되는 경우도 있다.

이때는 관리가 중요하다. 고관절에 무리를 주는 자세를 피하고, 규칙적인 운동으로 혈액순환을 촉진시켜 살아 있는 대퇴골두에 혈액 공급이 잘 되게 해야 한다.

오랫동안 앉아 있거나 반대로 서 있는 경우, 대퇴골두에 가해지는 압력을 증가시키므로 자주 자세 변경을 해주는 것도 중요하다. 그리고 음주를 자제한다면 괴사의 진행을 예방할 수 있고, 반대쪽 대퇴골두에 괴사가 발생하는 것도 막을 수 있다.

체중 관리도 필요하다. 체중이 정상범위를 벗어날 정도로 많이 나가면 대퇴골두에 가해지는 압력이 높아져 조기에 괴사 부위가 무너져 내릴 위험이 높아지기 때문이다.

괴사가 이미 많이 진행된 경우에는 수술적 치료가 필요하다. 다만 괴사 범위가 그렇게 넓지 않고, 괴사 위치가 압력을 많이 받지 않는 곳이라면 수술 방법 중 관절 보존수술이 가능하다. 관절 보존수술란 괴사된 관절을 제거하고 인공 관절을 삽입하는 대신 환자 자신의 관절을 유지할 수 있도록 수술하는 방법이다.

다만 기준이 있다. 아직 대퇴골두가 정상 모양을 하고 있고, 괴사가 진행 중인 부위가 체중을 많이 받지 않는 부위일 때다. 이때는 다발성 천공술을 실시하는데, 골두에 미세한 구멍을 뚫어 혈류의 흐름을 좋게 해 더 이상의 괴사를 막는 방법이다. 환자가 젊고, 초기에 발견한 경우라면 비교적 효과가 좋다.

괴사되지 않은 부위에 체중이 실리도록 수술을 통해 골두의 방향을 바꾸는 방법도 있다. 그렇게 하면 통증이 사라지거나 줄어들어 일상생활에 지장이 줄어든다. 이를 대퇴 회전 절골술이라 한다. 이 치료법 역시 환자가 비교적 젊고, 골두의 골절과 함몰 증세가 있지만 아직 퇴행성 고관절염이 없거나, 경미한 경우 시행할 수 있다.

만약 괴사가 많이 진행되어 골두의 변형이 심각한 경우라면 인공 고관절 치환 수술을 해야 한다. 인공 고관절 치환 수술에 대해 거부감을 가지는 사람들이 많은데, 현재로서는 가장 결과가 확실하고 수술 후 만족도도 높은 치료법이다.

실제로 대퇴골두무혈성괴사로 인공 고관절 치환 수술을 받은 환자 850명을 대상으로 수술 전 기능 평가와 수술 1년 후 고관절의 운동 범위를 분석한 자료가 있다. 850명의 환자들은 국제골순환학회(ARCO:Association Research Circulation Osseous)에서 구분한 중증도 기준에 따라 2기 56명, 3기 458명, 4기 336명이었다.

그 결과, 수술 전 중증도와 관계없이 모든 환자에게서 고관절 운동성이 개선된 것으로 나타났다. 다만 수술 전 고관절 운동성이 낮았던 환자는 상대적으로 고관절 운동 범위가 높았던 환자와 같은 수준으로 개선되지는 않은 것으로 나타났다.

쉽게 말해 수술이 잘 된다고 해도 4기와 3기 진단을 받은 사람이 2기 진단을 받고 수술한 사람의 고관절만큼 운동 범위가 개선되지는 않는다는 이야기다. 그러므로 수술 말고는 다른 치료 방법이 없다는 소견이 주어졌다면, 자신의 고관절이 조금이라도 더 망가지지 않았을 때 수술해야 훨씬 더 치료 효과가 좋아진다.

초기 대퇴골두무혈성괴사에 좋은 운동

사이드 브릿지 운동

높은 하중으로부터 척추를 보호하면서 허리네모근, 넓은등근, 비빗근(복사근)들로 이루어진 중요한 코어 근육을 단련시키는 효과적인 운동이다.

① 팔꿈치로 몸을 지탱하고 옆으로 눕는다.

② 무릎을 90도로 구부린다.

③ 지지하는 팔의 팔꿈치로 바닥을 강하게 누르면서 몸이 수평이 되게 골반을 들어

올린다. 이때 발은 뒤로 향하게 한다.

④ 5초 동안 자세를 유지한 뒤 처음 자세로 되돌아간다.

⑤ 반대쪽도 동일한 방법으로 시행한다. 10회 2세트 반복한다.

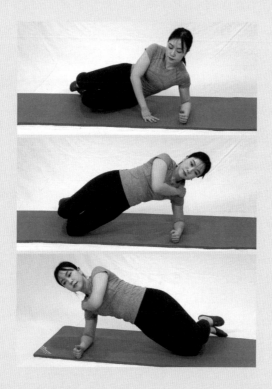

※ p 239 햄스트링 3방향 스트레칭, p 248 내전근 스트레칭, p 260 외회전근 강화 운
동도 도움이 된다.

━━━ 고관절 골절

고관절은 튼튼하고, 두꺼운 근육으로 잘 보호받고 있지만 강한 충격을 받으면 부러지기도 한다. 대표적인 것이 넘어지면서 일어나는 골절이다.

넘어지고 나서 며칠이 지났는데도 엉덩이 쪽의 통증이 사라지지 않는다면 병원을 찾아 골절 여부를 확인하는 것이 좋다. 고관절에 금이 가는, 이른바 '비전위성 골절'이 발생할 수 있기 때문이다.

살짝 금이 간 상태에서는 통증이 심하지 않고, 걷는 데도 별 무리가 없다. 이때는 금속 핀을 이용해 고정하는 것으로 간단히 문제를 해결할 수 있다. 하지만 적절한 치료를 하지 않고 가만히 두면 완전히 부러지고 마는 전위성 골절로 진행된다. 당연히 통증이 심해지고 걷지 못하게 된다.

고관절이 완전히 부러져 버리면, 금속 핀으로 간단히 고정하는 것으로는 해결할 수 없고, 부러진 부위가 어디냐에 따라 내고정술이라 하여 뼛속에 금속형 지지대를 삽입하는 수술을 하거나, 인공 고관절 치환 수술을 해야 하는 경우도 생긴다.

국민건강보험공단 자료에 따르면, 2015년 기준 고관절 골절 환자 발생 비율은 인구 10만 명당 190.4명이었다. 대퇴골두무혈성괴사 발병률이 인구 10만 명당 약 29명임을 고려하면, 고관절 골절 환자는 무척 많은 편이다.

그렇다면 어떤 사람들이 고관절 골절을 경험할까? 건강보험공단의 2016년 통계자료에 따르면, 고관절 골절 환자의 41.4%가 80대 이상이었고, 70대 이상이 30%, 60대 이상이 12.7%로 전체 환자의 84%가 60대 이상의 고령층이었다.

젊은 사람도 부러진다

눈여겨볼 만한 것은, 최근 들어 20~30대 젊은 고관절 골절 환자들이 늘어나고 있다는 점이다. 노인성 질병으로 여겨졌던 고관절 골절을 젊은층에서 쉽게 볼 수 있는 이유는 생활방식과 식습관의 영향이 크다.

생활 환경의 변화로 요즘의 젊은 사람들은 책상에 오래 앉아 있는 경우가 많고, 실외보다는 실내 생활을 많이 한다. 여기에다 외식 문화가 활발해지면서 제대로 된 식사보다는 인스턴트 음식이나 간편식으로 끼니를 해결할 때가 많다. 이런 음식들 안에 뼈와 직접적인 관련이 있는 칼슘이나 비타민 D가 풍부할 리 없다.

몸매 관리를 위한 젊은 사람들의 무리한 다이어트도 큰 영향을 미친다. 다이어트는 필연적으로 영양 부족을 유발하고, 이는 뼈 발육 부족으로 이어진다. 여기에다 피부 관리를 위해 많은 양의 자외선 차단제를 사용하다 보니 피부가 햇볕에 직접 노출되는 시간이 적어 비타민D 합성이 부족해진다. 이는 체내 칼슘 흡수력을 떨어트려 뼈 발육을 방해한다.

하이힐 같은 신발도 뼈 건강에 안 좋은 영향을 미친다. 발이 불편하다 보니 걷거나 운동을 피하게 되고, 결과적으로 뼈나 근육을 약하게 만든다. 사정이 이렇다 보니 예전과 비교해 뼈가 부러지는 젊은 사람들이 많고, 고관절 골절로 병원에 오는 사람들도 많은 것이다.

그러므로 그런 상황으로 가기 전에 고관절 골절이 일어나지 않도록 조심해야 한다. 다른 부위와 달리 고관절 골절 치료는 까다롭고, 시간도 오래 걸리기 때문이다.

암보다 높은 사망률

고관절 골절을 막는 방법은 의외로 간단하다. 균형 잡힌 식생활과 적당한 운동, 하루 30분 이상 햇볕 쬐기 정도만 해도 특별한 뼈 손실 없이 살 수 있다. 하지만 이것이 잘되지 않으면 골다공증이 생기게 되고, 작은 충격에도 뼈가 부러질 수 있다. 그런 사람이라면 70대 이후 살짝만 넘어져도 고관절에 골절이 생길 수 있다.

고관절 골절은 단순히 뼈가 부러지는 것이지만 팔이나 다리뼈가 부러지는 것과는 다르다. 고관절 골절 환자의 경우, 1년 이내 사망률이 15%, 2년 이내 사망률은 25%, 5년 이내 사망률은 45%로 보고되고 있다. 이것도 적절한 치료를 받았을 경우의 수치다.

골절 이후 특별한 치료를 받지 않게 되면 1년 이내의 사망률이 50%까지 올라간다. 그 어떤 난치병보다 높은 사망률이다. 나이가 들면서 고관절 관리를 잘해야 하는 이유가 여기 있다. 고관절 골절 환자의 사망률이 높은 이유에 대해서는 3장에서 자세히 이야기할 것이다.

TIP

고관절 골절 치료 포인트

고관절이 완전히 부러지게 되면 환자는 걷는 것은 물론이고 앉을 수도 없다. 누워도 통증이 있어 환자가 당하는 고통은 무척 심각하다. 따라서 외과적 치료를 곧바로 해야 하는데, 부러진 부위가 어디냐에 따라 치료 방법이 달라진다.

'대퇴부 전자간 골절'이라 해서, 목처럼 오목한 부분보다 아래쪽에서 부러진 경우, 내고정술을 통해 부러진 두 개의 뼈를 금속으로 고정하는 수술을 할 수 있다. 목처럼 오목한 대퇴 경부쪽이 부러지는 경우에는 대부분 고정술로는 치료가 되지 않는다. 이때는 골두를 잘라내고 인공 고관절 치환 수술을 해야 한다.

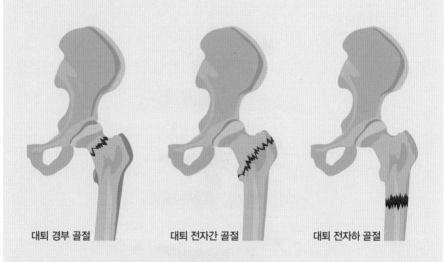

대퇴 경부 골절   대퇴 전자간 골절   대퇴 전자하 골절

고관절 골절은 무엇보다 빠른 치료가 필요하다. 고관절 골절이 확인되면 최대한 빨리 병원으로 가서 수술받는 것이 가장 좋다. 그리고 고관절 골절을 예방하기 위해 평소 고관절 주변 근육을 튼튼하게 하는 것이 많은 도움이 된다.

고관절 골절 예방에 좋은 운동

버드독

① 네 발 기기 자세로 엎드린다.

② 등을 평평하게 유지한 채 팔과 다리를 교차해 앞뒤로 뻗어 준다.

③ 양쪽을 번갈아 해준다. 8~12회 3세트 반복한다.

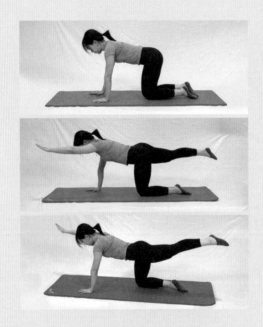

※ p 319 등을 벽에 대고 앉았다가 일어서기도 도움이 된다.

3장

고관절 문제로 생기는
2차 질병들

01

고관절이 부러지면
50%의 사람들이 1년 이내 사망한다

고관절이 다른 관절과 달리 튼튼하고, 주변 근육들로부터 잘 보호받고 있는 것은 사실이다. 하지만 이것은 다쳤을 때 치료가 더 어렵고, 그로 인한 손실이 크다는 것을 뜻하기도 한다. 깨졌을 때 손실이 큰 물건일수록 포장을 더 꼼꼼하게 하는 것과 비슷하다.

한편 전문가들은 고관절이 어깨관절이나 무릎관절보다 더 다치기 쉬운 관절이라고 말하기도 한다. 고관절이 다른 관절에 비해 받는 압력의 세기가 크고, 운동 범위가 넓어 활동량이 많기 때문이다.

실제로 고령층에서는 허리나 무릎보다 고관절을 다치는 경우가 더 많다. 무엇보다 60세 이상의 고령층이나, 골다공증으로 뼈가 약한 사람들의 경우, 넘어지거나 엉덩이 쪽에 강한 충격이 가해지면 고관절에 금이 가거나 쉽게 부러진다. 그러므로 나이가 들면 고관절 골절을 가장 조심해야 한다.

고관절 골절에 가장 취약한 사람이 고령의 여성층이다. 고관절 골절은 여성과 남성의 발병 비율이 많이 차이 난다. 7:3 정도로 여성이 월등히 높다. 그 이유는 우선 여성 노인 인구가 남성보다 많고, 나이가 들수록 뼈가 손실되는 속도가 여성이 남성보다 빨라 골밀도가 낮기 때문이다.

사람은 일반적으로 30세까지 골밀도가 증가한다. 그 이후 빠지기 시작하는데, 남성은 평생 겪는 뼈 손실량이 전체 골량의 1/4이지만 여성은 1/3이나 된다.

여성의 경우, 완경기 이후 에스트로겐 분비가 급격하게 줄어든다. 에스트로겐은 몸속에서 칼슘 흡수를 도와 뼈 밀도를 높여주는 역할을 한다. 에스트로겐 분비가 줄어들면 칼슘 흡수가 잘되지 않고, 그로 인해 뼈 밀도가 낮아져 골다공증이 심해진다.

━━━ 치명적인 합병증을 불러오는 고관절 골절

고관절이 부러진 환자가 적절한 치료를 받지 않으면 1년 내 사망률이 50%나 될 정도로 아주 높다. 고관절 골절 환자의 사망률이 높은 이유는, 골절 때문이 아니라 그로 인한 여러 가지 합병증 때문이다.

고관절이 부러지면 누워 지낼 수밖에 없다. 다른 관절과 달리 골절 부위를 중심으로 위 아래에 부목을 대고 고정할 만한 단단한 신체 부위가 없기 때문이다. 쉽게 말해 '깁스'를 할 수 없다. 게다가 통증 때문에 누운 상태에서 자세를 바꾸기도 쉽지 않다. 결과적으로 아주 제한된 자세로 계속 누워 있어야 하는데, 그 결과 욕창이나 감염의 위험이 커진다. 여기에다 환자가 당뇨나 고혈압 같은 병을 앓고 있는 고령층이라면 혈액순환이 잘되지 않아 증세가 악화된다.

이뿐만이 아니다. 고관절 골절로 누워 있는 기간이 길어지면 폐렴을 비롯해 요로감염, 폐색전증, 심근경색, 뇌혈관질환을 비롯해 여러 가지 합병증이 생길 위험이 커진다. 고관절 골절이 아니라 이들 합병증이 환자의 사망률을 높이는 셈이다.

고관절이 골절되었을 뿐인데, 왜 이런 무서운 합병증의 발병 위험이 커지는 것일까? 여기에는 이유가 있다. 고관절이 우리 몸에서 가장 큰 관절이다 보니 부러질 때 출혈량이 상당하고 동시에 엄청난 혈전도 생긴다. 전체 혈관 가운데 약 40%에서 혈전이 생긴다는 보고가 있을 정도다.

이 혈전이 다리로 가는 혈관을 막으면 '심부정맥혈전증'이 되고, 뇌로 가는 혈관을 막으면 '뇌경색', 심장으로 가는 혈관을 막으면 '심근경색', 폐로 가는 혈관을 막으면 '폐색전증'을 일으킨다. 혈전이 생겨도 활발한 움직임을 통해 혈액순환이 원활하게 되면 특별히 문제를 일으키지 않을 수 있지만, 고령의 환자가 오랫동안 누워 있게 되면 반드시 문제를 일으킨다.

이처럼 고관절 골절은 골절 자체보다 뒤따르는 합병증이 더 위험하다. 그러다 보니 '넘어질 때 차라리 손목을 짚어라'라는 이야기가 전문가들 사이에서 오갈 정도다. 고관절이 부러지는 것보다는 손목이 부러지는 것이 훨씬 덜 치명적이고, 상대적으로 치료가 쉽다 보니 그런 말이 있는 것이다.

고관절 골절을 막기 위한 골다공증 예방

고관절 골절에서 중요한 요인으로 작용하는 것이 골다공증이다. 골다공증은 뼈의 양이 감소하고 질적인 변화로 뼈의 강도가 약해져서 잘 부러지는 것을 말한다. 따라서 고관절 골절을 막기 위해서는 우선 골다공증을 예방해야 한다.

골다공증 예방에서 가장 중요하면서도 손쉬운 것은 편식하지 않고 여러 가지 음식을 골고루 먹는 것이다. 우리가 일상적으로 먹는 음식에 뼈의 재료가 되는 칼슘이 들어있기 때문이다.

성인 한 명이 하루에 필요한 칼슘의 양은 800~1000mg이다. 이 정도는 섭취해야 우리 몸의 뼈를 유지할 수 있다. 식품영양학적으로 따졌을 때, 우리나라 사람들이 하루 세끼 먹는 밥을 통해 섭취할 수 있는 칼슘의 양은 약 500mg이다. 그렇다면 300~500mg이 부족하다는 이야기다. 이것은 다른 방법으로 보충해야 한다.

예컨대 우유 한 잔을 마시면 224mg을 보충할 수 있다. 요플레 하나에 156mg, 귤 하나를 먹으면 89mg이 보충된다. 이 정도만 먹어도 따로 칼슘제를 먹지 않아도 하루에 필요한 칼슘을 섭취하게 된다. 따라서 편식하지 않고, 하루 세끼를 잘 챙겨 먹는다면 필요한 칼슘을 섭취하는 데 큰 문제가 없다. 음식을 통해 칼슘을 섭취하는 것이 흡수율도 좋고 부작용도 전혀 없다.

칼슘이 풍부한 음식들

항목	칼슘 함유량(단위: mg)	항목	칼슘 함유량(단위: mg)
우유 1잔	224	달래 1/3컵	118
요플레 1개	156	근대 1/3컵	53
치즈 1장	123	시금치 1/3컵	29
뱅어포 1장	123	고춧잎 1/2컵	182
잔 멸치 2큰술	90	무청 1/2컵	115
고등어 1토막	56	냉이 1/4컵	58
물미역 2/3컵	107	배추김치 9쪽	32
두부 1/5컵	145	귤 1개	89
달걀 1개	20	사과 중 1개	26
소고기 탁구공 크기	4	아몬드 20개	60
밥 1공기	21	땅콩 20개	50
고구마 중 1개	30	깨소금 1/2큰술	49

골다공증 예방을 위해 피해야 할 음식들

짠 음식과 인스턴트 음식은 식품 속에 들어있는 칼슘의 흡수를 방해한다. 술과 탄산음료, 커피도 마찬가지다. 한편 견과류와 유제품을 같이 먹는 것도 피해야 한다. 견과류에 들어있는 수산염이 유제품에 들어있는 칼슘의 체내 흡수를 방해하기 때문이다. 따로따로 먹는 것은 관계없다.

칼슘 흡수에 꼭 필요한 비타민 D

칼슘만 잘 섭취한다고 해서 무조건 뼈가 건강하고 튼튼하게 되지 않는다. 음식을 통해 몸안으로 들어온 칼슘을 우리 몸이 잘 흡수해 뼈를 만들어야 한다. 그렇게 하기 위해서는 비타민 D의 도움이 필수적이다.

비타민 D가 부족하면 칼슘이 든 음식을 많이 먹어도, 우리 몸이 칼슘을 흡수하지 못하고 소변을 통해 몸 밖으로 내보내 버린다. 비타민 D가 부족할 경우, 체내 칼슘 흡수율이 10% 이하로 떨어진다는 연구 결과가 있다.

그렇다면 비티민 D는 어떻게 섭취해야 할까? 비타민 D도 대부분의 음식에 들어있다. 그중에서도 생선에 많이 들어있다. 따라서 다양한 음식을 골고루 먹는다면, 음식만으로도 일정량의 비타민 D를 섭취할 수 있다.

그래도 이것만으로는 부족할 수 있다. 이때 필요한 것이 적당한 야외 활동이다. 비타민 D는 너무나 중요한 영양소이기 때문에 햇볕만 쬐어도 비타민 D가 생성될 수 있게 우리 몸이 만들어져 있다. 하루에 20분에서 30분만 야외 활동을 한다면 미처 음식으로 섭취하지 못한 비타민 D를 보충하기에 모자람이 없다. 다만 피부를 햇볕에 직접 노출시켜야 한다. 선크림을 바르면 피부가 비타민 D를 합성하지 못한다는 사실은 알고 있어야 한다.

비타민 D가 많이 들어있는 음식

항목	비타민 D 함유량(단위: mg)
대구 간유 1티스푼	450
연어(조리한 것) 100그램	360
고등어(조리한 것) 100그램	345
정어리 통조림 100그램	270
뱀장어(조리한 것) 100그램	200
달걀 1개(노른자위)	25
버터 100그램	20

뼈를 자극해야 칼슘과 비타민 D가 힘을 합쳐 뼈를 만든다

칼슘과 비타민 D만 충분하면 무조건 뼈가 튼튼해질까? 그것도 아니다. 이 두 가지는 기본 재료일 뿐이다. 중요한 것은 우리 몸에 흡수된 칼슘이 실제로 뼈가 되어야 한다. 그렇다면 마지막으로 뼈가 칼슘을 잘 흡수하도록 해야 한다. 이때 필요한 것이 자극이다. 뼈가 자극을 받아야 우리 몸속의 칼슘을 활발하게 받아들여 실제로 뼈를 만든다.

뼈를 자극하는 가장 좋은 방법은 운동이다. 운동을 하면 뼈가 자극을 받아 칼슘 흡수율이 높아진다. 그 결과 더 튼튼하고 단단한 뼈가 된다. 운동 없이, 칼슘제와 비타민을 먹기만 한다고 저절로 뼈가 튼튼해지지 않는다는 사실을 명심해야 한다.

골절은 뼈의 건강 상태와 밀접한 관계가 있다. 나이가 들수록 뼈는 약해진다. 골절 후 뼈가 붙는 속도도 느려진다. 젊은 사람은 3개월 정도 지나면 완전히 붙지만, 65세 이상 고령층은 시간이 훨씬 오래 걸린다.

붙는다고 해도 완전히 붙지 않는 경우가 많아 그 부위에 충격이 가해지면 다시 부러질 위험이 정상 뼈에 비해 세 배 이상 높다. 따라서 나이가 들어갈수록 균형 잡힌 식생활과 적절한 운동을 통해 뼈를 튼튼하게 유지할 수 있도록 신경 써야 한다.

골다공증 진단을 받았거나, 골밀도가 낮다는 진단을 받았다면 식생활 개선과 함께 운동을 시작해야 한다. 뼈는 물리적 압박을 받을 때 더 튼튼해지는 특징이 있기 때문이다.

처음에는 몸에 무리가 가지 않는 가벼운 걷기가 가장 좋다. 그런 다음 조금씩 체중이 실리는 근력 강화 운동을 하면 된다. 관절에 무리가 가지 않는 수영이 가장 좋고, 약한 경사길 걷기나 계단 오르기, 자전거 타기 같은 것이 여기에 해당한다.

피해야 할 운동도 있다. 볼링이나 테니스, 골프, 윗몸일으키기처럼 순간적으로 몸에 큰 힘이 가해지는 운동은 좋지 않다. 젊은 시절부터 꾸준히 해온 사람이라면 모르지만 그렇지 않다면 절대 피해야 한다.

02

고관절이 반듯하지 않으면
척추도 휜다

골반의 비구와 맞물린 고관절의 대퇴골두가 몇 밀리미터 정도만 어긋나도 골반의 평형이 깨지면서 몸의 균형이 맞지 않아 척추가 휠 수 있다.

자세가 바르지 않으면 양쪽 고관절의 평형이 맞지 않게 된다. 그런 경우, 양쪽 고관절에 가해지는 무게가 달라지는데, 만약 오른쪽의 고관절이 내려가 있고, 왼쪽 고관절이 올라가 있다면 상대적으로 오른쪽 고관절에 가해지는 무게가 강해진다.

그렇게 되면 골반과 수직으로 연결된 척추는 무게가 강한 오른쪽 고관절의 영향을 받아 왼쪽으로 휘게 된다. 그러다가 위로 올라가면서 다시 오른쪽으로 휘면서 S자 형태로 굽어진다. 높은 고관절 쪽은 어깨가 아래로 향하게 되고, 낮은 고관절 쪽은 어깨가 위로 향하게 된다. 그 결과 양쪽 어깨가 뒤틀린다. 이것이 척추측만증이다.

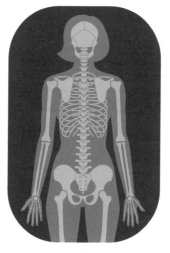
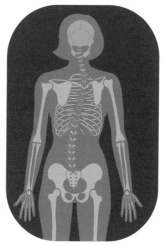

정상   척추측만증

처음에 왼쪽으로 휘었던 척추가 위로 올라가면서 오른쪽으로 휘는 것은, 우리 몸이 전체적으로 균형을 유지하기 위해 스스로 그런 자세를 만들어 내기 때문이다.

한편 고관절이 틀어지면 골반도 틀어지고, 이로 인해 앞을 향해 활처럼 휘어져야 할 허리가 편평해지거나 뒤를 향해 활처럼 휘게 되는데, 이것이 척추후만증이다.

척추측만증과 척추후만증은 중추신경을 압박해 근육은 물론이고 오장육부의 기능도 떨어트린다. 더 심하면 목뼈가 틀어지면서 두통에 시달리고, 그로 인한 집중력 장애를 일으켜 산만해지기도 한다. 이처럼 고관절이 건강하지 못할 때 우리 몸에서 일어날 수 있는 다양한 부작용은 생각 이상으로 많고, 심각하다.

03

무릎관절에도 영향을 미치는
고관절 이상

고관절 불균형은 단순히 척추 문제로 끝나지 않는다. 상체에 척추측만증이나 척추후만증을 유발하는 것처럼 하체에도 영향을 미친다. 고관절이 틀어지면 한쪽 다리에 더 많은 무게가 실리게 되면서 하체의 여러 관절에도 문제를 일으키는데, 이 역시 고관절이 제 기능을 하지 못하기 때문에 생기는 현상이다.

무릎관절과 고관절은 떼려야 뗄 수 없는 관계다. 고관절과 무릎관절을 두고 부부지간, 또는 연인지간이라 표현하는 전문가들이 있을 정도다.

실제로 무릎관절은 고관절의 움직임에 실시간으로 반응한다. 두 관절이 뼈와 인대, 근육, 신경으로 연결되어 있기 때문이다. 자연히 고관절과 무릎관절은 서로 균형을 유지하면서 움직이고, 그때마다 서로 충격을 주고받는다. 이런 상황에서 고관절에 문제가 생겨 충격을 제대로 흡수하지 못하게 되면, 고관절이 소화해야 할 무게를 무릎관절이 무방비로 받고 만다.

무릎관절도 다른 관절에 비하면 상대적으로 튼튼한 편이지만, 고관절만큼 큰 무게를 받아낼 수 있을 정도는 아니다. 따라서 고관절이 받아야 할 무게를 무릎관절이 받게 되면 과부하가 걸리면서 문제를 일으킨다.

⸺ 무릎을 아프게 하는 골반의 전방경사와 후방경사

벽에 등을 대고 반듯하게 섰을 때, 벽과 허리 사이의 공간이 손바닥이 드나들 정도가 정상이라고 했다. 그렇지 않고 주먹 쥔 손이 쉽게 드나들 수 있을 만큼 벌어져 있다면 골반이 앞으로 기울어져 있음을 뜻한다. 이것을 골반의 '전방경사'라고 한다.

골반이 앞으로 기울어지는 이유는 나쁜 자세 때문이다. 예컨대 의자에 앉게 되면 허벅지 앞쪽의 장요근은 짧아지고, 허벅지 뒤쪽의 대둔근은 늘어나게 되는데, 그 자세로 오래 앉아 있으면 그 상태로 근육이 굳어지게 된다. 그렇게 되면 똑바로 섰을 때 짧아진 장요근으로 인해 고관절이 충분히 펴지지 않는다. 이때 우리 몸은 스스로 균형을 맞추기 위해 골반을 앞으로 기울게 되는데, 이것이 전방경사다.

골반이 앞으로 기울게 되면 전체적으로 균형이 맞지 않아 몸의 기능이 떨어진다. 또 짧아진 장요근은 골반의 움직임을 둔하게 만들고, 늘어진 대둔근이 골반과 대퇴골을 잡아주는 힘이 약해지면서 버팀력이 떨어져 힘차게 걸을 수 없게 된다.

또 허리를 반듯하게 세워주는 척주기립근도 짧아지면서 허리 쪽에 통증이 생긴다. 허리에 생긴 통증은 점점 무릎으로 통증이 내려가는데, 고관절에 실려야 할 일부 무게가 무릎으로 바로 전달되기 때문이다.

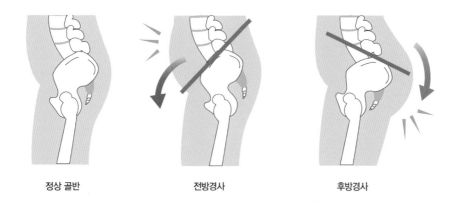

정상 골반 　　　　　 전방경사 　　　　　 후방경사

한편 벽에 등을 대고 섰을 때 허리와 벽 사이로 손이 아예 들어가지 않는 사람이 있다. 이런 사람은 골반이 뒤로 기울어져 있다는 뜻이다. 이를 '후방경사'라고 한다.

골반이 뒤로 기울어져 있으면 척추가 굽고, 굽어진 상태로 상체의 무게를 받치게 되는데, 그 결과 허리와 목에 통증이 발생한다.

골반의 후방경사는 의자에 앉아 생활하는 시간이 많은 학생과 젊은 직장인들에게서 많이 관찰된다. 원인은 역시 나쁜 자세 때문인데, 습관적으로 다리를 꼬고 앉

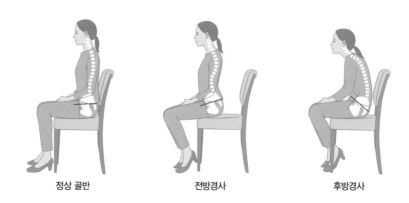

정상 골반 　　　　　 전방경사 　　　　　 후방경사

거나, 엉덩이를 쭉 빼고 눕듯이 의자에 앉게 되면 골반이 뒤로 돌면서 후방경사가 된다. 후방경사가 되면 기본적으로 허리가 아픈 것은 물론이고 등이 굽고 거북목이 된다.

골반의 전방경사와 후방경사를 막기 위해서는 무엇보다 바른 자세가 중요하다. 그리고 같은 자세로 오래 앉아 있는 것을 피하고, 고관절 주변 근육의 유연성을 길러주는 스트레칭을 자주 해주는 것이 좋다.

━━━ 무릎으로 전달되는 고관절 통증

골반의 전방경사가 아니더라도 고관절에 생긴 이상으로 무릎에 통증이 생길 수 있다. 그 이유는 고관절 쪽에 있는 폐쇄신경 때문이다.

폐쇄신경은 허리뼈 사이에서 나와 골반을 거쳐 허벅지 안쪽으로 이어지는데, 이 신경이 지배하는 감각 부위는 대퇴골을 타고 무릎 안쪽까지 연결되어 있다. 이 때문에 무릎에 아무 이상이 없는데도 고관절에서 생긴 통증을 무릎에서 느낄 수 있다. 무릎을 검사해도 아무 이상이 없는데, 계속 무릎이 아프다면 고관절 이상을 확인해 보는 것이 좋다.

한편 골반의 전방경사로 인해 과부하가 걸린 무릎관절에 염증이 생기기도 한다. 이때는 무릎을 치료한다고 통증이 사라지지 않는다. 무릎 치료와 동시에 1차 원인인 골반의 전방경사를 같이 치료해야 문제가 해결된다.

04

만성피로의 주범은
고관절

현대인이라면 누구라도 벗어나고 싶어 하는 것이 피로다. 특히 만성피로는 사람들이 생각하는 것 이상으로 우리의 삶에 많은 영향을 끼친다. 단순히 피곤한 상태를 넘어 우울과 불안, 수면 장애를 유발하고, 판단력을 떨어트려 업무 능력과 어떤 사안에 대한 대처 능력까지 떨어지게 한다.

사람이 피로를 느끼는 것은 여러 가지 이유에서다. 과로나 스트레스, 불규칙한 생활습관을 비롯해 뇌를 많이 사용해도 피로감이 든다. 또 간 기능이 떨어져도 쉽게 피로를 느낀다. 이뿐만이 아니다. 고관절에 문제가 있어도 쉽게 피로를 느끼고, 심할 경우 만성피로에 시달리게 된다.

그렇다면 도대체 고관절과 피로가 어떤 관계가 있는 것일까? 사람의 움직임은 크게 네 가지로 구분할 수 있다. 서고, 앉고, 걷고, 눕는 것이 그것이다. 마지막의 눕기는 휴식을 취하거나 잠을 자기 위한 것이니 앞의 세 가지와는 성격이 조금 다르다. 그렇다면 사람에게 피로감을 느끼게 하는 신체 활동의 기본 동작은 걷거나 서거나 앉아 있는 것이라 할 수 있다.

깨어 있는 동안 사람은 이 세 가지 동작과 함께 다양한 신체 활동을 한다. 그 결과 피로감을 느끼게 된다. 문제는 특별한 신체 활동을 하지 않는데도, 예컨대 단순히 앉아 있는 것만으로도 피로도를 증가시킬 수 있다는 사실이다. 쉽게 말해 아무것도 하지 않아도 피로가 쌓이고, 심할 경우 만성피로로 이어질 수 있다는 이야기다. 도대체 이게 무슨 말일까?

▬▬▬ 에너지 낭비를 재촉하는 나쁜 자세

아무것도 하지 않는데도 몸에 피로가 쌓이는 것은 나쁜 자세 때문이다. 잠을 자지 않는 이상, 사람은 늘 서 있거나 앉아 있거나 걷는다. 이 가운데 현대 도시인들은 의자에 앉아 있는 시간이 압도적으로 많다. 일하는 동안에도 의자에 앉아 있고, 이동할 때도 대개 차량의 의자에 앉아 있을 때가 많다.

바로 이때 고관절에 문제가 있어, 또는 단순히 편하게 느껴진다는 이유로 바른 자세로 앉아 있지 않게 되면 피로가 발생한다.

예를 들어 의자에 비스듬히 기댄 상태로 오랫동안 앉아 있다고 가정해 보자. 아무것도 하지 않고 의자에 가만히 앉아 있으므로 사람은 휴식을 취한다고 생각하고, 편안하다고 느낀다. 하지만 몸은 그렇지 않을 수도 있다.

의자에 비스듬히 앉게 되면 의자와 허리 사이가 뜨면서 주변 근육에 힘이 들어가게 된다. 그런 나쁜 자세를 취하고 있는데도 몸이 특별한 불편감을 느끼지 못하고 오히려 편안함을 느끼는 것은 그만큼 주변 근육이 긴장하면서 힘을 써주고 있기 때문이다. 결국 사람은 가만히 앉아 있지만, 몸안의 여러 근육은 에너지를 과도하게 사용하면서 버티는 꼴이 된다. 이처럼 나쁜 자세는 근육으로 하여금 불필요한 에너지를 계속 쓰게 한다. 그 결과는 피로로 이어진다.

잘못된 자세로 인한 피로 누적은 앉아 있을 때뿐 아니라 서 있거나 걸을 때도 마찬가지로 일어난다. 잘못된 자세로 오래 서 있거나 걷게 되면 체중이 골고루 분산되지 못하고 특정 부위에 쏠리게 된다. 그렇게 되면 관절도 무리하게 되고, 근육은 그 상태에서 몸의 균형을 유지하기 위해 과도하게 힘을 쓰게 된다. 그 결과 역시 피로가 쌓이게 된다. 이런 현상이 계속되면 만성피로가 된다.

━━ 자세를 바꾸면 피로가 사라진다

바른 자세로 앉고 서고 걷는데 가장 결정적인 역할을 하는 것이 고관절이다. 고관절이 건강하지 못하면 곧바로 자세가 나빠진다. 그것은 위로는 척추와 목뼈까지 영향을 미치고, 아래로는 무릎과 발목, 발가락관절까지 영향을 미친다. 또 관절 주변의 근육도 긴장하게 한다. 이 모든 것이 사람을 피로의 바다에 빠지게 하는 것이다.

자세가 심하게 나쁘면 누구라도 금방 알아차린다. 몸이 불편하고 견디기 힘들기 때문이다. 그런데 조금 나쁠 때는 잘 알아차리지 못한다. 그런 자세를 습관적으로 취하다 보면 나중에는 편안함마저 느껴진다. 오히려 바른 자세를 취하면 힘들고 불편하게 느껴지기도 한다. 나쁜 자세로 인해 만성피로를 호소하는 현대인들이 딱 이런 상황이라 할 수 있다.

불량한 자세가 편안하게 느껴지는 것은 사람이 그렇게 느낄 뿐이다. 대신 우리가 의식하지 못하는 사이 우리 몸의 근육은 엄청난 긴장 속에서 막대한 에너지를 사용하며 그 자세를 유지하고 있다. 그 긴장이 근육의 피로를 유발하고, 그것이 쌓이면 피로가 된다.

우리나라의 경우, 성인 4명 가운데 1명이 만성피로에 시달리고 있다는 통계가 있다. 그만큼 현대인들에게 있어 피로는 그 어떤 질병보다 삶의 질을 떨어트리는 주요한 요인 가운데 하나다. 이 피로 문제의 핵심에 고관절이 자리하고 있다.

충분히 잠을 자고, 충분히 휴식을 취했는데도 피로가 가시지 않는다면 가장 먼저 잘못된 자세에서 원인을 찾아야 한다. 그리고 바른 자세에 가장 큰 영향을 미치는 고관절 상태를 점검해 볼 필요가 있다.

만성피로를 이겨내는 방법은 여러 가지가 있다. 그 가운데 효과적인 것이 스트레칭이다. 전문가의 지도로 스트레칭을 하고 나면 몸이 개운하면서 순간적으로 피로가 사라지는 느낌을 받을 때가 많다. 스트레칭을 통해 일시적으로 자세가 반듯해지기 때문이다.

자세가 반듯하게 되면 체중이 적절하게 분산되어 더이상 근육이 긴장하지 않게 된다. 피로 유발 상황을 원천적으로 차단하는 셈이다.

외발 수레에 무거운 짐이 실려 있어도 균형이 잘 맞으면 큰 힘 들이지 않고 원하는 곳까지 밀고 갈 수 있다. 하지만 균형이 맞지 않으면 엄청난 힘을 들여 균형을 맞춰가며 밀어야 한다. 불필요한 에너지 낭비가 벌어지는 셈이다. 고관절이 외발 수레이고, 우리의 몸이 수레에 실려 있는 짐이라 생각하면 자세가 얼마나 중요한지 이해할 수 있을 것이다.

TIP

내 마음속의 환자 :
심하게 다리를 절었던 70대 환자, 정상으로 걷다

의과대학에 들어갈 때만 해도 어떤 분야의 의사가 되겠다고 생각한 것은 아니다. 그저 실력을 갖춘 좋은 의사가 되고 싶다는 생각에 열심히 공부했다.

의대를 졸업하고 인턴 과정을 밟는 동안 여러 과를 경험했다. 그때 앞으로 무슨 과를 전공할지 고민을 많이 했다. 사실 어떤 과를 전공하든 환자를 치료하고, 그 환자가 건강해져 일상으로 돌아가게 하는 것이 의사의 역할이자 목표다. 따라서 내 눈에는 모든 과가 매력적으로 보였다. 아픈 몸으로 병원에 왔다가 건강한 몸으로 퇴원하는 사람들을 볼 때면 의사로서 자부심과 보람을 느낄 수 있었기 때문이다.

모든 과가 매력적이었지만, 그중에서 내 마음을 가장 강하게 끈 것이 정형외과였다. 의사의 결단과 수술적 치료에 따라 환자의 만족도가 큰 분야였기 때문이다. 의사로서의 보람과 자부심을 가장 크게 느낄 수 있을 것 같았다.

인턴 과정을 마치면서 큰 망설임 없이 정형외과를 선택했다. 이후 전문 과목을 선택할 때도 의사로서 환자에게 가장 큰 만족을 줄 수 있는 분야가 무엇인지 생각했다. 답은 비교적 쉽게 나왔다. 인공관절 분야였다. 나는 다시 한번 망설이지 않고 선택했다. 그리고 20년이 지난 지금까지 정형외과 의사로서 인공 고관절 치환 수술을 전문으로 하고 있다.

그동안 많은 환자를 만났다. 모두 고관절이 좋지 않아 큰 불편을 겪던 사람들이었다. 그들 중에는 고관절이 심하게 망가져 다리를 절며 살아야 했던 사람들도 있었고, 아예 움직이지를 못해 이동 침대에 실려 온 사람들도 있었다. 나는 그런 사람들에게 인공 고관절 치환 수술을 통해 건강한 사람과 똑같이 걸을 수 있게 해주었다. 100년 전이었다면 기적이라고 했을 일을 해냈던 셈이다. 그들 가운데 오랫동안 기억에 남아 있는 사람이 있다.

어느 날 70세쯤 된 남자 어르신이 진료실에 들어왔다. 다리가 무척 야위었던 그분은 왼쪽 다리를 심하게 절었다. 걷는 모양을 보니 통증에 익숙해진 것처럼 보였다. 나는 그 모습을 보고 '고관절에 문제가 많구나' 하는 생각이 들었다.

고관절 방사선 사진을 촬영했다. 예상대로 대퇴골두에 문제가 많았다. 무혈성괴사가 너무 심해 대퇴골두가 사라져 아예 보이지 않았다. 그러다 보니 다리 길이가 5센티미터나 짧아져 심하게 절었다. 나는 궁금한 마음에 물어보았다.

"상태가 무척 안 좋습니다. 이 정도면 오래전에 수술하셨어야 했는데, 왜 안 하셨습니까?"

그분은 놀란 얼굴로 나를 쳐다보더니 이렇게 말했다.

"지금까지 큰 병원 작은 병원 가리지 않고 진료를 받으러 다녔습니다. 그런데 가는 병원마다 뼈에 감염이 있어 수술할 수 없다고 했습니다. 가는 곳마다 그렇게 말했기 때문에 인공 고관절 수술을 할 수 없다고 생각해 통증을 참아가며 살아왔습니다."

그분은 나를 찾아온 것도 통증이 너무 심해 약을 처방받으러 왔다고 했다. 나는 그분의 방사선 사진을 좀더 자세히 살펴보았다. 대퇴골의 근위부(몸통에서 가까운 쪽)가 부분적으로 얼룩덜룩한 것이 마치 만성적인 감염 증상이 일어나고 있는 것처럼 보였다.

그런데 좀 더 세밀히 검사를 해보니 그분이 말한 증상과 일치하지 않는 점이 많았다. 얼룩덜룩한 것도 만성 감염 양상과는 달라 보였다. 방사선 사진도 그렇고, 혈액 검사 결과도 감염을 의심할 만한 소견이 없었다. 감염으로 오인하기 쉬운 골괴사 소견이 대퇴부 근위부에서 드물게 관찰되는 경우가 있는데, 그분의 상태가 그런 경우라 생각했다.

나는 조심스럽게 인공 고관절 수술을 권했다. 그분은 처음에는 반신반의

했다. 지금까지 모든 병원에서 수술할 수 없다고 했으니 충분히 그럴 수 있었다. 하지만 감염으로 오인할 만한 부분들에 대해 자세히 설명하자 수술에 동의했다.

수술장에서 환자의 고관절을 직접 본 나는, 내 생각이 틀리지 않았다는 사실을 확인했다. 감염은 없었고, 수술은 순조롭게 진행되었다. 수술 이후 감염 증상이 나타나는지 특별히 신경 써서 확인도 했다. 다행히 별다른 이상 소견 없이 무사히 퇴원할 수 있었다.

3개월 후, 진료실에 들어선 그분을 보고 깜짝 놀랐다. 그분이 맞나 의심스러울 정도였다. 너무나 멀쩡하게 걸어 들어왔기 때문이다. 걸음걸이가 반듯하게 바뀌자 10년 이상 젊어 보였으니 놀랄 수밖에 없었다. 내가 수술했지만, 너무 신기해 다시 한번 걸어 보라고 했다. 그분은 멋쩍어하면서 진료실 안을 몇 번 왔다 갔다 했다.

시종일관 밝은 표정으로 앉아 있던 그분은 새로 태어난 것 같다고 했다. 10년 이상 다리를 절고 다녔으니 그런 생각이 들고도 남았을 것이다.

그 이후 2~3번 정도 더 외래 진료를 받으러 왔던 그분은 언제부턴가 병원에 오지 않았다. 궁금한 마음에 전화했더니 '불편한 곳이 전혀 없어 병원에 안 간다'며 다시 한번 고맙다고 했다. 그 말에 나는 의사로서 보람과 자부심을 강하게 느꼈다.

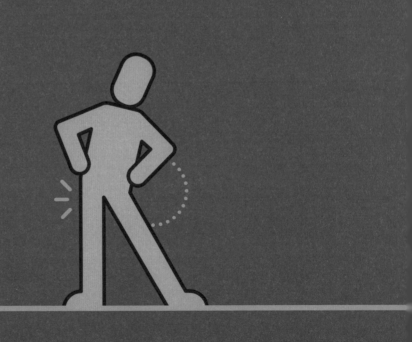

2부

통증의
99%는
고관절 문제다

1장

통증 문제의 원인은
고관절에 있다

01

통증이란?

우리 몸의 신경계는 크게 중추신경계와 말초신경계로 나뉜다. 중추신경계는 신경 정보를 종합처리하고, 말초신경계는 통증을 전달하는 통신망 역할을 한다. 몸의 특정 부분이 손상을 입으면 그 신호가 말초신경과 중추신경을 따라 뇌로 전달된다. 그 결과 아프다는 것을 느낀다. 이것이 통증이다. 이러한 통증은 신경세포가 있는 곳이라면 우리 몸 어디에서든지 일어날 수 있다.

통증과 사람의 건강은 밀접한 관계가 있다. '건강하게 산다'는 말은 여러 가지 의미가 있지만, 기본적으로 '아프지 않은 삶'이 건강한 삶의 기본이다. 어딘가 아파 살아가는 데 불편을 느낀다면 우리는 그런 사람을 건강하다고 하지 않는다.

━━━ 통증은 몸을 보호하라는 신호

감기에 걸리면 두통도 생기고 근육통도 생긴다. 장염에 걸리면 배가 아프고 설사도 한다. 이처럼 어떤 병에 걸리게 되면, 그 병을 물리치기 위해 우리 몸은 싸움을 벌이고, 그 과정에서 다양한 통증이 발생한다. 이런 통증은 급성 통증이고, 그 병을 치료하면 통증도 사라진다. 원인이 명확하기 때문이다. 우리 몸을 보호하기 위해 '빨리 치료하고, 보호하라'는 일종의 경고 메시지인 셈이다.

문제는 특별한 병에 걸리지 않았는데도 우리 몸에 생기는 여러 가지 통증이다. 이렇게 이야기하면 '병이 없는데 무슨 통증이 생긴다는 말일까?' 하겠지만, 사람의 몸은 특별한 병이 없는데도 통증이 생길 수 있다.

길을 걷다가 잘못해 돌부리를 찼다고 가정해 보자. 발가락이 무척 아플 것이다. 그렇다고 발가락에 병이 든 것은 아니다. 그러므로 시간이 지나면 통증은 사라진다. 그런데 통증이 사라질 만할 때 또 돌부리에 채인다면 어떻게 될까? 그리고 계속해서 습관적으로 채인다면? 발가락이 부러지거나 발가락 모양에 변형이 올 것이다.

그런데도 적절히 치료하지 않고 습관적으로 돌부리에 채인다면 통증이 사라지지 않고 계속될 것이다. 게다가 통증은 갈수록 심해질 것이다. 나중에는 어딘가에 살짝 닿기만 해도 심한 통증을 느끼게 될 수 있다. 이른바 만성 통증이 된다. 이때부터는 문제가 된다. 처음 한 번 돌부리를 차서 생긴 통증은 병이 아니지만, 만성 통증은 그 자체로 하나의 질병이기 때문이다.

가만있는 돌부리에 계속 부딪히고 다니는 사람이 그렇게 흔하지는 않겠지만 세상에는 그런 사람들이 있다. 예컨대 잘못된 자세를 취하면 고관절이 틀어지고, 근육이 긴장하게 되면서 피로가 쌓이고, 심하면 병이 되고 통증이 발생한다. 그렇다면 그런 자세를 취하지 말아야 한다. 하지만 사람들은 다시 그런 자세를 취한다.

몸에 좋지 않은 음식을 먹으면 속이 불편하고, 때로 쓰라리기도 한다. 그런데도 맛이 있다는 이유로 사람들은 그런 음식을 먹는다. 어쩌다 한두 번 먹는다면 큰 문제가 안 될 수 있지만, 습관적으로 먹기도 한다. 마치 길가의 돌부리에 계속 부딪히는 것과 같다.

물론 견딜 만하기 때문에 그렇게 할 것이다. 하지만 사람이 느끼는 것과 무관하게 사람의 몸은 조금씩 망가진다. 견디고 견디다가 어느 순간 한계 상황을 넘어가면 병이 된다.

만성 통증은 만성이니까 그냥 둬도 괜찮을까? 그렇지 않다. 급성 통증은 병이 아니고, 우리 몸을 위험으로부터 보호하려는 신호체계지만, 만성 통증은 일상생활을 위협하는 심각한 질병이다.

만성 질환과 만성 통증은 다르다. 많은 사람이 만성 질환과 만성 통증을 구분하지 못하는데, 만성 질환은 오랫동안 지속되어 치료해도 잘 낫지 않는 질병을 말한다. 고혈압이나 당뇨 같은 대부분의 성인병이 여기에 해당하는데, 쉽게 낫지도 않고 급격하게 나빠지지도 않는 그런 성질의 질병을 의미한다.

만성 통증은 전혀 다르다. 의학적으로 3개월 이상 통증이 지속될 때 만성 통증이라 하는데, 이때 경험하는 통증은 일상생활에 지장을 줄 정도로 심한 통증을 말한다. 그러므로 적절한 치료를 통해 통증을 줄이거나 없애야 한다. 그렇지 않고 방치하면 통증은 점점 심해지고 여러 가지 합병증을 불러일으킬 수 있다.

━━━ 신경회로를 망가뜨리는 만성 통증

사람이 통증을 느끼는 것은 신체의 특정 부위에서 발생한 통증이 신경회로를 타고 뇌로 전달되기 때문이다. 이 통증 전달체계는 두 가지로 나누어져 있다. 하나는 통증을 전달하는 통증 경로이고, 다른 하나는 위치와 감각을 전달하는 위치감각 경로다.

사람의 몸에 통증이 발생하면, 통증 전달 경로가 활성화되면서 통증이 뇌로 전달된다. 이때 통증의 정도에 따라 사람은 자신의 몸을 보호하기 위한 다양한 대책을 마련한다. 반면 아프지 않을 정도의 약한 자극이 가해지면 위치감각 경로를 통해 자극이 일어난 부위가 어디쯤이라는 신호만 뇌로 전달된다. 건강한 사람은 이 두 가지 경로가 잘 작동해 통증과 단순 자극을 잘 구분한다.

만성 통증으로 계속해서 우리 몸에 통증이 가해지면 통증 전달체계에 이상이 생긴다. 심한 통증은 통증 경로를 통해 뇌로 전달되고, 약한 자극은 위치감각 경로를 통해 뇌로 전달되어야 하는데 이것이 뒤죽박죽되어 버리는 것이다.

예컨대 간지러울 정도의 약한 자극은 위치감각 경로를 통해 뇌로 전달되어야 한다. 그런데 이 자극이 통증 경로를 타고 뇌로 가면 어떻게 될까? 실제로 몸에 가해지는 자극의 정도와 상관없이 사람은 극심한 통증을 느끼게 된다.

이런 현상이 되풀이되면 심리적으로 위축되고 만다. 자신은 실제로 엄청난 통증에 시달리고 있는데 주변 사람들의 눈에는 꾀병이나 정신적인 문제로 보이기 때문이다. 만성 통증이 심각한 우울증으로 발전할 수도 있다는 것은 이런 이유 때문이다.

우울증까지 가지 않더라도 계속되는 통증을 방치하면 몸의 통증 전달체계가 망가져 통증이 점점 심해지는 것은 물론이고, 몸의 면역력까지 떨어트린다. 그 결과 고혈압, 당뇨, 우울증, 치매 발병률을 높인다는 연구 결과도 있다. 그러므로 사소한 통증에 너무 민감하게 반응하는 것도 문제지만, 너무 무시해 아무런 조치를 하지 않는 것도 문제가 될 수 있다.

02

고관절의 균형이 깨질 때
통증이 발생한다

국민건강보험공단의 분석에 따르면 대한민국 국민 10명 가운데 1명은 등 통증을 호소하는 것으로 나타났다. 단순한 호소로 끝나지 않고 이런저런 치료를 받는 중에 발생한 진료비가 1조 원이 넘는 것을 보면 통증을 경험한 당사자에게는 그 정도가 제법 심각하다는 것을 짐작할 수 있다.

1조 원이란 진료비는, 2017년부터 2021년까지의 데이터를 기준으로 한 것인데, 이 기간에 해마다 약 5백만 명의 사람들이 등 통증으로 진료를 받은 것으로 나타났다. 구체적으로 살펴보면 60대가 약 20%로 가장 많았고, 그다음이 50대(19%), 40대(15%) 순이었다. 이것은 나이와 등 통증이 뚜렷한 연관 관계가 있다는 것을 보여준다.

그렇다면 많은 사람이 왜 등 통증을 호소하며 병원을 찾은 것일까? 여기에 대해 자세히 분석한 자료가 있다. 그 자료를 살펴보면 유연성 부족과 근력 저하, 잘못된 자세가 대표적인 원인으로 드러나 있다. 이들 세 가지 원인은 나이가 들면서 자연스럽게 생기는 현상이기도 하고, 잘못된 생활습관이 원인인 것이기도 하다. 다시 말해 특별한 병에 걸려 생기는 통증이 아니라는 이야기다.

우리나라 사람들의 80% 이상이 평생 한 번 이상 경험한다는 허리 통증도 마찬가지다. 감기만큼 흔할 정도로 많은 사람이 허리 통증을 호소하지만, 대부분 자세와 생활습관의 변화만으로도 증상이 좋아진다. 허리 통증 환자의 약 15%만 추간판탈출증이나 척추협착증, 척추염 같은 질병에 의한 통증으로 전문적인 치료가 필요한 사람들이다.

특별히 병에 걸리지도 않았는데도 많은 사람이 통증을 호소하는 이유는 무엇일까? 여러 가지 이유가 있겠지만, 가장 많은 경우를 차지하는 것이 건강하지 못한 고관절로 인해 체형이 무너졌기 때문이다.

우리는 앞에서 고관절 이상으로 인한 나쁜 자세가 척추를 휘게 하고, 만성피로까지 유발한다는 사실을 살펴보았다. 이제 고관절이 우리 몸에서 어떻게 이런 통증을 일으키는지 살펴볼 차례다.

━━━ 통증이 잉태되는 순간

사람의 몸은 척추를 중심으로 좌우가 대칭을 이루고 있다. 이것은 우리 몸이 균형을 잘 이루고 있다는 뜻이다. 이 균형이 잘 유지되어야 몸에 무리가 없고, 병 없이 건강하게 살 수 있다. 그 결과는 통증 없는 삶이다.

사람의 몸은 대칭을 이루고 있지만 완벽한 대칭은 아니다. 사람은 양손과 양발을 완벽하게 골고루 사용하지 않는다. 오른손잡이와 왼손잡이의 양손과 양발은 근육의 양이나 뼈의 크기나 길이에 차이가 있다. 그런데도 크게 문제가 되지 않는 것은, 그 정도의 불균형은 몸에 무리가 가지 않기 때문이다. 자연히 그로 인한 통증도 없다. 하지만 그 불균형이 정도를 넘어서게 되면 사정이 달라진다.

건강한 사람은 계속해서 움직인다. 그때마다 몸의 무게 중심은 수시로 변한다. 그런데도 넘어지지 않고 원하는 동작을 계속할 수 있는 것은 고관절이 강한 힘으로 균형을 잡아주기 때문이다. 물론 균형을 잡는 것은 뇌가 하지만, 뇌의 명령을 받아 실제로 몸을 균형에 맞게 유지시키는 것은 몸이고, 그 중심에 고관절이 있다.

사람은 기본적으로 두 발로 서 있을 때 가장 안정적인 자세가 된다. 이때 몸에 무리가 가장 적다. 그런데 앞으로 가기 위해 한 발을 땅에서 떼었다고 가정해 보자. 그때 사람의 몸은 순간적으로 균형이 깨지고 불안해진다. 그런데도 넘어지지 않는 것은 튼튼한 고관절 때문이다. 고관절이 엄청난 힘을 발휘해 몸의 균형을 유지하기 때문이다.

고관절은 한 번 걸음을 내디딜 때마다 자기 몸무게의 3~4배나 되는 압력을 받는다. 그 압력은 순간적으로 한쪽 발로 몸무게를 지탱해야 하고, 몸의 균형을 유지하기 위해 발휘하는 힘이라 할 수 있다.

그런데 고관절이 튼튼하지 못해 이런 기능을 제대로 발휘하지 못하게 되면 어떻게 될까? 상대적으로 더 튼튼한 쪽 고관절에 무게가 쏠리게 되면서 전체적으로 골격이 비뚤어지게 된다. 통증이 잉태되는 순간이라 할 수 있다.

━━━ 온몸으로 확산되는 고관절 통증

사람의 뼈는 고관절이 있는 골반을 중심으로 위쪽으로 허리등뼈(요추), 가슴등뼈(흉추), 목등뼈(경추)로 이어진다. 아래쪽으로는 허벅지뼈와 정강이뼈, 발목뼈로 이어지면서 온몸에 가해지는 힘을 적절히 분산시킨다.

이런 상황에서 골격이 평행을 이루지 못하고 비뚤어지게 되면, 비뚤어진 바로 그 부분에 하중이 집중되면서 통증이 발생한다. 실제로 고관절 균형이 맞지 않아 골반이 틀어지면 허리 쪽에 심한 통증이 생긴다. 또 다리 길이가 달라지면서 무릎과 발목에도 통증이 발생한다. 이런 불균형은 상체에도 영향을 미쳐 등, 목, 어깨 통증을 유발한다. 심할 경우 손목과 손가락 끝까지 통증이 퍼진다.

식생활이 양호하고, 스트레스를 잘 관리하는 건강한 생활습관을 가진 사람이라면 특별한 질병에 걸리지 않고 건강하게 살 수 있다. 하지만 병이 없다고 해도, 고관절이 튼튼하지 못해 몸의 골격이 자꾸 틀어진다면 여러 가지 통증에 시달릴 수밖에 없다. 대한민국 국민 10명 가운데 1명이 호소한다는 등 통증의 원인이 여기에 있는 줄 모른다.

03

고관절 관리만 잘해도
웬만한 통증은 사라진다

길을 나서면 걷는 사람들이 눈에 들어온다. 그들을 자세히 관찰해보면 반듯하게 걷는 사람들이 참 드물다. 대부분 꾸부정한 상태로 걷거나 한쪽 어깨가 처진 상태에서 삐딱하게 걷는다. 또 많은 사람이 팔자걸음으로 걷는다.

팔자걸음으로 걷는 사람이 보이면 고관절 전문의다 보니 가끔 그들의 고관절을 살펴보게 된다. 예상대로 고관절이 틀어져 있는 경우가 많다. 팔자걸음으로 걷는 사람들은 고관절에 문제가 있어 그렇게 걷는 경우가 많다.

실제로 고관절이 약해 상체의 힘을 충분히 받아내지 못하게 되면 조금씩 팔자걸음이 된다. 어떤 무거운 물건을 작대기 두 개로 지탱한다고 가정해 보자. 좀 더 안정적으로 지탱하려면 작대기 두 개를 11자로 받치는 것보다는 아래쪽을 약간 벌려 받치는 것이 효과적이다. 팔자걸음이 되는 것도 이와 같은 이치다. 따라서 팔자걸음을 걷는다는 것 자체가 이미 고관절에 문제가 있다는 뜻이다.

━━━ 고관절 이상의 신호, 절뚝거림과 팔자걸음

정상적인 사람은 걸을 때 발이 바깥쪽으로 7도 정도 벌어진 상태에서 걷는다. 그렇게 되면 튼튼한 아킬레스건이 뒤를 받쳐주고, 엄지발가락이 힘차게 땅을 박차면서 앞으로 나아갈 수 있다. 이때 사용되는 근육도 종아리 바깥에 있는 크고 튼튼한 근육이다.

팔자걸음은 이와 다르다. 팔자걸음은 발을 15도 이상 벌려 걷는 것을 말한다. 그런 상태로 걸으면 엄지발가락과 아킬레스건이 제 역할을 충분히 하지 못한다. 또 발을 15도 이상 벌린 상태에서 걷게 되면 발목의 방향 전환에 관여하는 종아리 안쪽의 작은 근육을 이용해 걷는 꼴이 된다.

그런 상태에서 계속 걷게 되면 어떻게 될까? 큰 근육을 이용해 걸어야 하는데 작은 근육을 이용해 걷게 되니 종아리에 무리가 가면서 통증이 생긴다. 또 발목이 사선으로 꺾이면서 역시 통증이 생긴다. 팔자걸음이 습관화되면 족저근막염과 무지외반증, 발목과 발가락에 관절염이 생기기도 한다. 팔자걸음 하나로 통증의 확산이 벌어지는 셈이다.

고관절에 이상이 있어 팔자걸음을 걷기도 하지만, 팔자걸음이 고관절을 뒤틀리게 하기도 한다. 팔자걸음이 고관절을 점점 바깥으로 벌어지게 하기 때문이다. 그러니까 서로 악영향을 주고받는 셈이다.

고관절이 벌어지면 고관절 주변의 근육과 인대, 관절낭들도 바깥쪽으로 돌아가면서 긴장 상태에 놓이게 된다. 그렇게 되면 조금만 무리하거나 작은 충격이 가해져도 이들 조직에 염증이 생기고 통증이 생길 수 있다. 게다가 시간이 지나면 고관절뿐 아니라 허리와 무릎, 발목관절까지 뒤틀리게 된다.

이런 모든 결과는 우리 몸에서 크고 작은 통증을 일으키는 원인이 된다. 그 결과 절뚝거리며 걷게 된다.

━━ 고관절에서 비롯되는 거북목과 일자목

전철을 타면 나쁜 자세를 한 사람들을 더 많이 볼 수 있다. 거의 모든 사람이 스마트폰을 들여다보고 있는데, 문제는 바른 자세로 보는 사람이 거의 없다는 사실이다. 서 있는 사람들은 목을 심하게 밑으로 떨어트린 상태에서 본다. 앉아 있는 사람들은 대부분 엉덩이를 쭉 빼고 앉아 있다. 그 상태에서 역시 목을 심하게 빼거나 숙인 상태에서 스마트폰을 본다. 사람이 많지 않은 시간대에는 그 상태에서 다리를 꼬기도 한다.

나쁜 자세로 오랫동안 스마트폰에 집중하다 보면 거북목, 일자목이 될 수밖에 없다. 거북목이나 일자목이 되면 목덜미와 어깨에 통증이 발생한다. 심하면 두통과 안구 통증, 팔저림, 불면증도 유발한다.

거북목이나 일자목의 원인이 되는 나쁜 자세 역시 고관절에서 시작한다. 의자에 앉을 때 엉덩이를 의자 깊숙이 밀어 넣어 고관절이 균형을 잘 유지하게 하면 자세가 바르게 되는데, 그런 상태에서 스마트폰을 보면 상체가 굽어지는 것을 어느 정도 막을 수 있다. 당연히 통증도 줄어든다.

알코올에 중독된 사람은 술을 마셔야 몸과 마음이 편안해진다. 그렇다고 술이 정말 사람의 몸과 마음을 편하게 해주는 것은 아니다. 일시적으로 그렇게 느낄 뿐이고, 몸은 오히려 점점 망가져 간다.

나쁜 자세도 이와 비슷하다. 이미 고관절에 문제가 있어 바른 자세로 앉으면 오히려 통증을 느끼는 사람들이 있다. 이런 경우, 처음에는 반듯한 자세를 취해도 시간이 지나면 자기도 모르게 다시 나쁜 자세가 된다. 그 자세가 더 편안하게 느껴지기 때문이다. 나쁜 자세를 취했는데 더 편안하고 통증이 사라지는 것처럼 느껴진다면, 알코올에 중독된 사람처럼 그만큼 몸이 많이 망가져 있다는 증거다.

특별한 질병도 없고, 특별히 외상을 입은 적도 없는데, 몸 여기저기가 아프다면 자신의 고관절을 살펴볼 필요가 있다.

04

치료했는데도
왜 통증이 사라지지 않을까?

사람의 몸은 머리부터 발끝까지 유기적으로 연결되어 있다. 따라서 몸 어느 한 곳에 이상이 생겼을 경우, 그 부분을 해결한다고 문제가 완전히 사라지지 않는 경우가 있다. 무엇보다 관절 관련 질병이 그렇다.

고관절이 안 좋을 경우, 자기도 모르게 고관절에 힘을 많이 주지 않으면서 움직이게 된다. 그렇게 되면 고관절로 가야 할 무게가 허리와 무릎, 발목으로 간다. 그런 현상이 되풀이되면 고관절 이상으로 인해 허리와 무릎, 발목관절에 통증이 생긴다. 이때 무릎이나 발목을 치료한다고 통증이 사라지지 않는다.

─── 서로 영향을 받고 영향을 미치는 관절

상체에 미치는 고관절 이상도 마찬가지다. 고관절이 튼튼해 체중을 충분히 떠받쳐야 하는데 그렇게 하지 못하면 그 힘을 척추가 대신 받게 된다. 자연히 척추가 무리하게 되면서 염증이 생기고 통증이 발생한다.

척추가 무리를 받아 통증을 일으키면 다시 목뼈가 영향을 받아 통증이 일어나고, 심할 경우 어깨 통증도 발생하고 두통도 생긴다. 이때 타이레놀을 먹는다고 두통이 사라지지 않는다. 원인이 다른 곳에 있기 때문이다.

반대 현상도 일어날 수 있다. 발목이나 무릎이 좋지 않으면 그 무게를 고관절이 받아 처리하게 되면서 고관절 이상을 불러올 수 있다. 물론 고관절이 훨씬 더 크고 하중을 많이 소화할 수 있는 관절이라 이런 경우가 자주 일어나는 것은 아니지만 전혀 일어나지 않는 것도 아니다.

척추나 목뼈도 마찬가지다. 거북목이나 척추측만증으로 몸의 균형이 맞지 않으면 거꾸로 고관절에 가해지는 압력이 높아질 수도 있다. 자연히 고관절에 문제가 생기고 통증이 발생할 수 있다. 나이가 많아 고관절이 약해졌을 때 이런 현상이 생길 수 있다. 이때는 고관절에 생긴 문제를 해결한다고 해도, 목과 척추 문제를 해결하지 않으면 다시 고관절에 문제가 생겨 통증이 발생할 수 있다.

이처럼 원인을 정확히 찾아 근본적으로 문제를 해결하지 않으면, 치료를 해도 통증이 사라지지 않게 된다. 그러므로 관절 관련 질병은 무엇보다 정확한 진단이 중요하다고 할 수 있다.

05

통증이 나타나는
시기를 늦추려면?

관절 주변에 있으면서 관절을 이루는 조직이자 관절의 기능을 도와주는 것이 연골
과 인대, 그리고 근육의 힘줄이다. 이들 세 조직은 공통으로 혈관이 거의 없다. 그
이유는 계속해서 큰 힘을 받는 곳이기 때문이다. 만약 연골과 인대, 근육의 힘줄에
혈관이 있다면 큰 힘을 받을 때마다 혈관이 터지거나 끊어질 것이다.

혈관이 없기 때문에 이들 조직은 손상을 입고 나면 재생이 쉽지 않다. 이 때문
에 처음부터 튼튼하게 만들어져 있기는 하지만, 제한된 사용 기간을 가진 소모성
조직이라는 뜻도 된다. 따라서 대부분 평생 잘 사용하지만 사람에 따라 사용 기간
이 다 되어 기능을 못하게 될 수도 있다. 통증은 그때부터 생긴다.

인간이 유한한 존재인 이상 이러한 순리를 막을 방법은 없다. 다만 사용 기간을
하루라도 더 늘려 통증이 찾아오는 시기를 조금이라도 늦추는 것은 개인의 의지로
가능하다.

===== 고관절 주변 조직들을 관리하라

통증이 찾아오는 시기를 늦추는 방법은 의외로 간단하다. 관리를 통해 고관절 주변의 조직들을 유연하고 탄력성 있게 유지하는 것이다.

인대가 약해지면 고관절을 잡는 힘이 약해진다. 어떤 두 물건을 고무줄로 잘 묶어 놓았는데, 시간이 지나 고무줄의 탄력성이 떨어지면 두 물건이 헐렁해지는 것과 같다. 그렇게 되면 두 물건이 움직일 때마다 충격과 마찰이 심해지는 것처럼 관절 내 연골이 받는 압력도 심해져 연골 손상이 더 빨리 일어나고 가속화된다. 그 결과는 관절염으로 이어지고, 그때 동반하는 것이 통증이다.

고관절 주변의 근육이 약해져도 비슷한 상황이 발생한다. 근육이 튼튼하면 근육에 붙어있는 힘줄도 튼튼해 고관절을 안정적으로 잡아주게 된다. 그렇게 되면 관절 내 연골의 부담이 줄어들어 연골 마모 속도가 늦춰진다. 그만큼 관절염이 늦게 나타날 수 있고, 통증이 나타나는 시기도 늦춰지게 된다.

지금은 인공 고관절 치환 수술로 완전히 망가진 고관절도 수술을 통해 건강한 고관절로 만들 수 있는 시대다. 인류에게는 엄청난 축복이 아닐 수 없다. 만약 이런 수술법이 발달하지 못했더라면 수많은 사람이 걷지 못하게 되었을 것이고, 그로 인한 여러 가지 합병증으로 목숨을 잃어야 했을 것이다.

그렇지만 수술이 최선은 아니다. 수술은 다른 치료 방법이 없을 때 마지막으로 선택할 수 있는 것이다. 가장 좋은 것은 수술하지 않고도 자신의 건강한 고관절을 끝까지 사용하는 것이다. 이를 위해 우리가 할 수 있고, 해야 하는 것이 적절한 운동과 스트레칭을 통해 고관절의 유연성을 오랫동안 유지하는 것이다.

2장

고관절 통증을 유발하는 구체적 원인들

01

급성 고관절 통증

어제까지 멀쩡했는데 갑자기 고관절에 심한 통증이 느껴지면서 고열이 난다면 급성 고관절염을 의심해야 한다. 여기에다 혈액 검사 결과 백혈구 수치가 50,000/mm 이상이고, 다형핵 백혈구의 비율이 90% 이상인 경우(정상상태에서는 60~70%를 차지한다) 급성 고관절염일 수 있다.

급성 고관절염은 보통 세균성 고관절염이라고 한다. 퇴행성 고관절염과 달리 통증이 극심하고 열이 나며, 관절 손상의 진행이 아주 빠르게 나타난다는 특징이 있다.

세균성 고관절염은 말 그대로 고관절에 세균이 침투해 염증을 일으키는 질병이다. 세균이 관절에 침투하는 원인은 여러 가지가 있다. 혈관을 통해 침투하기도 하고, 수술 시 감염을 통해 침투하기도 한다. 또 관절과 가까운 부위에 발생한 골수염이나 봉소염(피하 조직에 나타나는 급성 세균 감염증)으로 고관절에 세균이 침투하는 경우도 있다. 이 가운데 가장 흔한 것이 혈액을 통해 침투하는 것이다.

고관절 내부는 세균이 살기 아주 적합한 환경이다. 액체 상태의 활액이 있기 때문이다. 그러므로 세균이 고관절 안에 한 번 침투하면 아주 빨리 증식한다. 그 과정에서 극심한 통증과 고열이 발생하고, 빠른 속도로 고관절 연골이 파괴된다.

세균성 고관절염은 퇴행성과 다르게 모든 연령층에서 발생할 수 있다. 그 가운데서도 유·소아기와 고령층에서 많이 발병하고, 여자보다는 남자에게서 더 많이 발병한다. 또 모든 관절에서 발병하지만, 특히 고관절에서 많이 발병한다.

급성 고관절염을 일으키는 세균은 유·소아기에는 황색포도상구균이 흔하고, 고령층에서는 황색포도상구균과 함께 연쇄상구균 같은 것이 문제를 일으킨다.

━━ 빠른 진단과 치료가 중요한 세균성 고관절염

퇴행성 고관절염과 달리 세균성 고관절염은 위험하다. 우선 진행이 무척 빠르다. 세균이 관절 안에 침투하면 멀쩡하던 연골이 순식간에 파괴된다. 얼마나 빠른가 하면, 세균 침투 후 8시간만 지나도 연골 파괴가 시작되고, 9일 정도가 지나면 연골의 주요 성분인 콜라겐이 손상되기 시작한다는 연구 결과가 있다.

한 번 망가진 연골은 다시 재생되지 않기 때문에 세균성 관절염을 제때 치료하지 않으면 연골의 영구적인 손상을 입을 수 있고, 그 결과는 극심한 통증과 고관절의 기능 상실로 이어져 걷는 기능을 잃어버릴 수 있다.

무엇보다 이미 다른 질환이 있는 사람이 세균성 고관절염에 걸리면 더 위험하다. 예컨대 퇴행성 고관절염이나 류머티스성 관절염 같은 질병을 이미 갖고 있거나, 악

성종양, 당뇨, 알코올 중독, 간경화 같은 질병으로 면역기능이 많이 떨어져 있는 사람이 급성 고관절염에 걸리게 되면 순식간에 세균이 온몸으로 퍼져 목숨이 위험할 수도 있다. 실제로 세균성 고관절염에 걸린 환자의 약 11%가 사망한다는 연구 결과가 있다. 11%의 사망률은 아주 높은 치명률이다.

세균성 고관절염은 빠른 발견과 빠른 치료를 통해 관절 주변의 세균과 염증을 제거하는 것이 중요하다. 예전에는 관절 부위를 절개해 치료했기 때문에 상처도 생기고 흉터도 남았지만 요즘에는 관절 내시경을 이용해 상처를 거의 내지 않고 관절내 세균과 염증을 없앨 수 있다.

급성 고관절염은 성인에게서 더 흔하게 나타나지만, 어린아이들에게서도 많이 나타나는데, 아이들의 경우 합병증이 심하다. 세균성 삼출액의 증가로 고관절 내 압력이 높아지면 대퇴골두무혈성괴사를 비롯해 골수염, 연골 용해증, 하지 단축, 전신 패혈증, 심한 고관절염과 벗정다리 같은 심각한 합병증이 발생할 수 있다. 그러므로 고열을 동반한 고관절 통증이 발생했다면 빠른 시간 안에 정확한 진단을 받고 치료하는 것이 중요하다.

02

만성 고관절염에 의한
통증

나쁜 자세로 오랫동안 앉아 있거나, 무리한 동작으로 고관절 주변의 인대와 힘줄이 늘어나거나 손상을 받으면 비구와 대퇴골두를 잡아주는 힘이 약해지면서 고관절이 불안정하게 된다. 그런 상태에서 계속 무리하게 되면 이른바 고관절이 '삐끗'해지면서 통증이 생긴다.

이때 엑스레이를 찍어 보면 염증으로 인해 조금 부어 있을 뿐 특별한 이상이 없는 경우가 많다. 자연히 소염제를 처방받고, 물리치료를 받게 되는데, 그 정도만 해도 통증이 사라지는 경우가 많다.

하지만 여기에 함정이 있다. 인대와 힘줄에도 혈관이 거의 없기 때문에 한번 늘어나거나 손상을 입으면 원래대로 회복이 안 된다. 한 번 늘어난 고무줄의 탄력성이 시간이 지난다고 원래대로 회복되지 않는 것과 마찬가지다. 따라서 염증과 통증은 사라졌을지 모르지만, 인대와 힘줄이 고관절을 잡아주는 힘은 예전보다 약하게 된다.

이런 상황에서 또 비슷한 충격이 고관절에 가해지면 어떻게 될까? 이전보다 더 쉽게 삐끗하면서 통증이 생긴다. 이때 생기는 통증은 앞서 경험한 통증보다 더 심하다. 손상이 누적되기 때문이다. 하지만 간단한 소염제 처방이나 물리치료를 받고 나면 거짓말처럼 통증이 또 사라진다.

━━ 손상당할 때마다 인대와 힘줄은 약해진다

통증은 사라지겠지만 한번 삐끗할 때마다 인대와 힘줄이 더 늘어나면서 고관절을 잡아주는 힘은 이전보다 더 약해진다. 이런 일이 되풀이되면 더 작은 충격에도 인대와 힘줄이 손상을 입고, 고관절이 불안정해지면서 통증이 발생하게 된다. 이런 상황이 계속해서 되풀이되면서 고관절 통증은 점점 만성화되어 간다.

그렇다면 만성화된 고관절 통증은 큰 문제가 없을까? 그것은 아니다. 손상이 누적되면서 치료와 통증 사이의 간격이 점점 짧아진다. 그러다가 결국 연골 손상으로 이어지면서 고관절염이 발생하게 된다. 고관절을 비롯해 우리 몸의 여러 관절에서 발생하는 만성화된 관절염은 대개 이와 비슷한 과정으로 진행된다고 할 수 있다.

만성화된 고관절염은 치료도 중요하지만, 적절한 관리를 통해 최대한 관절을 오랫동안 사용할 수 있게 하는 것이 중요하다. 실제로 인대와 힘줄 손상의 경우, 충분한 휴식과 적절한 스트레칭, 무리하지 않는 범위 내에서의 운동을 통해 주변 근육을 튼튼히 하는 것으로 증상을 완화시킬 수 있고, 재발을 막을 수 있다. 튼튼한 근육이 느슨해진 인대와 힘줄을 어느 정도 대신할 수 있기 때문이다.

다만 통증이 너무 심해 일상생활이 불가능할 정도라면 방치하지 말고 전문가의 도움을 구해야 한다. 고관절에서 생긴 문제가 다른 관절에 문제를 일으킬 가능성이 크기 때문이다. 통증을 계속해서 방치하는 것은 어떤 이유로도 좋지 않다.

03

근육과 혈관이 손상되어도
고관절에 통증이 생긴다

사람의 고관절은 앞으로는 허벅지를 90도 이상 들어 올릴 수 있지만, 뒤쪽으로는 그렇게 많이 들어 올릴 수 없다. 옆으로도 마찬가지다. 이 때문에 고관절 앞쪽에는 다리를 높이 들어 올릴 수 있도록 두꺼운 인대 조직이 발달해 있고, 고관절 뒤 엉덩이 쪽에는 추진력과 버팀력, 회전력을 일으키는 다양한 근육이 발달해 있다.

사람은 기본적으로 앞으로 걷거나 뛰게 되어 있다. 앞으로 걷거나 뛸 때는 다리를 많이 들어올려야 큰 걸음으로 걸을 수 있다. 이때 한쪽 다리를 멀리 내디딜수록 다른 쪽 다리는 뒤에서 힘껏 받쳐주어야 한다. 고관절 뒤쪽 엉덩이에 다양한 근육들이 자리하고 있는 것은 이 때문이다.

고관절 주변에 자리 잡은 근육들은 각각 고유한 기능이 있다. 큰 근육들은 대개 몸을 움직이게 하거나, 몸을 지탱하게 하는 데 사용된다. 작은 근육들은 고관절의

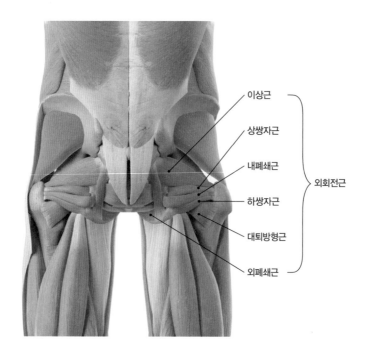

이상근

상쌍자근

내폐쇄근

하쌍자근

대퇴방형근

외폐쇄근

외회전근

방향에 관여한다. 작은 근육들이 방향을 정하고 나면, 큰 근육들이 힘을 발휘해 추진력을 만들어 내거나 버티는 식이다.

자연히 고관절 방향에 관여하는 근육들은 작고 유연하다. 이들 근육을 외회전근이라 하는데, 이상근을 비롯해 여섯 개의 근육이 자리하고 있다. 이 근육들은 다른 근육에 비해 작고, 짧고, 얇다. 그래야 원하는 방향을 섬세하게 구현해 낼 수 있기 때문이다. 그런데 이들 근육에 큰 힘이 가해지면 어떻게 될까? 당연히 손상을 입게 된다.

═══ 근육 손상에 의한 고관절 통증

무리해서 운동하거나, 일을 많이 한 뒤 엉덩이 쪽에 통증을 느낄 때가 있다. 고관절 쪽의 작은 근육들이 손상당했을 때다. 그렇다면 언제 이들 근육이 손상될까?

축구나 배구, 농구를 비롯해 다양한 스포츠 활동을 할 때 그런 경우가 생긴다. 운동장에서 축구를 하다 보면 전속력으로 뛸 때가 많다. 뛸 때 몸에 엄청난 부하가 걸리지만, 고관절 뒤쪽의 큰 근육들이 받쳐주기 때문에 다치는 경우는 많지 않다.

문제는 공을 뺏거나 뺏기지 않으려고 급격하게 몸을 틀 때다. 이때 작용하는 것이 고관절 주변의 작은 근육들이다. 작은 근육들의 작용으로 고관절이 섬세하게 움직이면서 공을 뺏거나 뺏기지 않는 기술을 구사하게 되는데, 이때 고관절 주변의 작은 근육에 큰 힘이 가해진다.

엄청난 속도로 달려가다가 상대 수비수를 피하고자 갑자기 방향을 튼다고 가정해 보자. 달려갈 때 생긴 엄청난 힘이 방향 전환에 관여하는 작은 근육에 그대로 전해질 것이다. 늘 운동을 하는 전문 선수들은 그런 상황에서도 다치지 않는다. 규칙적으로 운동을 하므로 몸이 유연하고, 고관절 주변의 작은 근육들이 보통 사람들에 비해 튼튼하기 때문이다. 하지만 어쩌다 한번 공을 차는 사람이 그렇게 하면 반드시 근육에 손상을 입는다.

무리해서 일할 때도 마찬가지다. 가만히 앉아 손만 움직여서 하는 일이 아닌 이상, 일을 하다 보면 고관절에 큰 힘이 가해질 때가 있다. 이때 가해지는 큰 힘은 대부분 밀거나 버티는 정방향 힘이다. 따라서 웬만해서는 근육이 손상을 입지 않는다.

그렇지만 일을 하다 보면 몸에 힘이 빠지면서 주의력이 떨어질 때가 있다. 그때 방심하면 작은 근육에 큰 힘이 가해지면서 손상을 입는다. 몸을 갑자기 돌리거나,

허리를 갑자기 숙이는 것이 여기에 해당한다. 근육이 손상을 입으면 찢어지거나 물혹이 생기고, 석회가 쌓이면서 염증이 발생한다. 이 모든 것들이 고관절에 통증을 일으키는 요인이 된다.

그렇다면 어떻게 해야 고관절 주변의 근육 손상을 막을 수 있을까? 자신의 근육에 대해 이해가 있어야 한다. 고관절 주변의 큰 근육과 작은 근육의 조합으로 우리 몸이 움직인다는 사실을 늘 생각하고, 큰 힘을 쓸 때는 정방향으로 몸을 움직이고, 방향을 튼다거나 허리를 숙인다거나 할 때는 큰 힘을 가해서는 안 된다. 이 정도만 주의해도 웬만해서는 근육 손상을 입지 않는다.

작은 근육은 큰 근육을 보조하고, 큰 근육과 다른 방향으로 움직이면서 힘을 발휘한다. 큰 근육과 작은 근육은 주된 움직임의 방향이 정해져 있는 셈이다. 그렇다면 여기서 또 요구되는 것이 바른 자세다. 자세가 바르지 못하면 원래 작용하는 방향과 어긋난 상태에서 근육에 힘이 가해진다. 그렇게 되면 당연히 근육에 무리가 간다. 그 정도가 약할 때는 피로가 쌓이는 것으로 그치겠지만 심하면 그 부분에 손상이 발생하고 통증이 생긴다.

그다음으로 중요한 것이 근육의 유연성을 유지하는 것이다. 적당한 운동과 스트레칭으로 근육의 유연성을 유지하면 웬만해서는 근육이 다치지 않는다. 근육이 무리하게 움직였다는 생각이 들면 충분한 휴식과 수면으로 근육을 쉬게 하는 것도 중요하다.

═══ 혈관 손상에 의한 고관절 통증

뼈가 딱딱하다고 해서 특별한 변화 없이 일생을 보내는 것은 아니다. 뼈도 우리 몸의 다른 부분과 마찬가지로 끊임없이 변한다. 오래된 뼈들은 계속해서 사라지고, 그 빈 부분은 새로운 뼈로 채워진다.

또 뼛속의 골수에서는 새로운 혈액이 끊임없이 만들어진다. 이처럼 뼈는 우리 몸의 다른 장기 못지않게 다이나믹한 변화가 일어나는 곳이다. 그 변화를 이끄는 것은 뼛속의 혈관이다.

뼛속에 있는 혈관은 우리 몸의 다른 부위에 있는 혈관 못지않게 중요하다. 그런데 뼛속의 혈관이 건강하지 못하다거나, 여러 가지 이유로 막히게 되면 어떻게 될까? 당연히 뼈에 손상이 일어난다. 이것이 '무혈성괴사'인 것이다.

그만큼 혈관 건강과 관절 건강은 밀접한 관계가 있다. 튼튼한 관절을 유지해 삶의 마지막 순간까지 자신의 의지대로 걷고, 움직일 수 있으려면 관절 건강에 신경 써야 하고, 이와 함께 혈관 건강에도 신경 써야 한다.

04

가동 범위를 벗어난
움직임으로 인한 고관절 통증

어린아이들의 몸은 무척 유연하다. 이때 유연함의 중요한 기준이 되는 것도 고관절이다. 정확히 말하면 고관절 주변의 인대와 근육이 유연하고 부드럽다. 따라서 누워 있던 아이가 갑자기 일어나 전속력으로 뛰어도 웬만해서는 다치지 않는다. 성인은 다르다. 아이들처럼 하면 반드시 다친다. 고관절 주변의 인대와 근육이 어린아이만큼 유연하지 않기 때문이다.

관절 유연성은 나이를 먹으면서 점점 떨어진다. 유연성이 떨어진다는 것은 관절의 가동 범위가 점점 작아진다는 것을 뜻하고, 가동 범위를 넘어서려 할 때 통증이 발생한다. 통증을 무시하고 계속 가동 범위를 넓히면 주변 조직이 손상을 입고, 심할 경우 관절이 빠지기도 한다. 그렇다면 관절의 유연성은 왜 떨어지는 것일까?

사람은 관절의 기능으로 움직인다. 이때 관여하는 관절 주변의 조직은 우리가 생각하는 것보다 훨씬 많다. 잘 알고 있듯이 우선 관절을 이루는 두 뼈가 있고, 이 뼈를 중심으로 연골과 활액막, 활액, 관절낭, 인대가 있다. 여기에다 관절 주변을 지나는 여러 근육과 힘줄, 혈관, 신경도 관절의 움직임에 직접적인 영향을 미친다. 이 많은 주변 조직들 가운데 어느 하나만 문제가 되어도 관절의 움직임은 제한받고, 심할 경우 통증이 발생한다.

▬▬▬ 관절 건강을 결정하는 주변 조직

나이가 들고, 또 운동량이 부족해지면 관절 주변의 조직들이 딱딱해진다. 그렇게 되면 관절을 움직일 때마다 뻑뻑한 느낌이 들고, 심해지면 통증이 발생한다.

고관절 뒤쪽에는 여섯 개의 작은 근육들이 포진해 있고, 이들 근육이 서로 협력해 고관절의 움직임 방향에 관여한다고 했다. 이 여섯 개의 근육 가운데 하나라도 문제가 생겨 이완과 수축이 정상적으로 이뤄지지 않으면 고관절의 가동 범위가 줄어들고 움직일 때마다 통증이 생긴다. 이상근 증후군도 비정상적으로 두꺼워진 이상근이 신경을 눌러 고관절에 통증을 일으키는 것이다.

관절을 감싸고 있는 여러 주변 조직들은 나이를 먹거나 운동 부족으로 움직임이 줄어들면 신축성이 떨어지면서 딱딱해진다. 관절의 연골과 관절낭, 인대와 주변 근육이 대표적이다.

이 조직들의 신축성이 떨어지면 관절 운동을 돕는 것이 아니라 오히려 방해하게 된다. 실제로 관절의 주변 조직들 상태가 유연하지 못하면 뼈가 아무리 튼튼하다고 해도 걷거나 움직임이 자유롭지 못하게 된다.

그러므로 관절을 최대한 오래 건강하게 사용하기 위해서는 관절 주변 조직들을 잘 관리해야 한다. 그 방법은 간단하다. 무리하지 않는 범위 내에서 계속해서 움직여 주는 것이다. 그래야 관절 주변의 여러 조직들의 유연성이 유지되고, 그 유연성만큼 관절의 가동 범위를 확보하게 되면서 통증이 줄고 관절이 튼튼하게 된다.

3장

고관절 치료에 대한
정확한 이해

01

고관절 치료는
진단이 중요하다

어느 날 갑자기 차에서 내리려고 다리를 벌렸는데 사타구니 쪽이 심하게 아프다면? 양반다리를 하고 바닥에 앉으려는데 잘 안 되거나, 평소처럼 의자에 앉아 다리를 꼬려고 하는데 통증이 있으면서 불편감이 느껴진다면? 고관절 이상을 의심해볼 수 있다.

그렇다면 이런 증상이 생겼을 때 곧바로 병원에 가야 할까? 결론적으로 말하면 가는 것이 좋다. 고관절에 통증이 생기는 이유는 여러 가지다. 가장 흔한 것이 고관절 주변 근육의 힘줄에 생기는 염증(건염)과 어깨에 오십견이 생기는 것처럼 고관절에 생기는 오십견, 곧 오십고(고관절유착성관절낭염)다.

이외에도 여러 가지 이유로 고관절에 통증이 생길 수 있다. 고관절 자체에 문제가 생겨 아플 수도 있고, 고관절 주변의 근육과 인대에 이상이 생겨 아플 수도 있다. 문제는 치료를 어떻게 하느냐와는 별개로 통증의 원인을 정확하게 아는 것이 중요하다.

━━━━━ 방치하면 병을 키우는 고관절 통증

건염이나 오십고를 비롯해 단순히 고관절 주변의 근육과 관절에 생긴 염증성 통증이라면 휴식과 적당한 스트레칭만으로 좋아질 수 있고, 후유증 없이 나을 수도 있다. 다만 이런 결정들을 혼자 하지 말고 의사와 상의하는 것이 중요하다.

고관절 쪽에 통증이 있어 병원에 갔는데 무턱대고 수술을 해야 한다거나, 어려운 치료를 해야 한다고 권하는 의사는 없다. 의사는 엑스레이상으로 특별한 이상을 발견하지 못하면 가장 흔한 건염이나 오십고 같은 단순 염증성 질병으로 판단하고 간단한 약물과 몇 가지 운동 처방을 내릴 것이다. 대개 그 정도만으로도 상태가 좋아지기 때문이다.

그런데 의사 처방대로 안정을 취하고, 스트레칭도 열심히 했는데 상태가 좋아지기는커녕 더 안 좋아질 수도 있다. 그렇다면 원인이 다른 데 있다는 이야기다. 단순 염증성 통증이 아니라 관절염이 많이 진행되었거나, 뼈 혈관에 문제가 생겨 대퇴골 두괴사로 인한 통증일 수도 있다. 또는 고관절이 아니라 무릎이나 척추에 문제가 있어 고관절에 통증이 생겼을 수 있다. 이때 의사는 좀 더 정밀한 검사를 통해 고관절 통증의 원인을 찾아가게 된다.

만약 병원에 가지 않고 처음부터 환자 스스로 막연히 고관절 주변의 근육 손상이나 단순 염증이라 생각해 휴식을 취하고 열심히 스트레칭만 하게 되면 어떻게 될까? 다행히 금방 증상이 사라지면서 회복할 수도 있지만 그렇지 않다면 병을 키우게 된다.

예컨대 고관절에 아주 살짝 실금이 갔을 수도 있고, 선천적으로 대퇴골두의 모양이 동그랗지 못해 골반의 비구와 늘 충돌을 했는데, 젊었을 때는 별문제 없다가 나이가 들면서 심해져 통증이 생겼을 수도 있다. 또 퇴행성이 아니라 세균성 고관절염에 걸린 것일 수도 있다.

이런 경우, 병원에서 엑스레이나 MRI를 찍고 의사의 진료를 받지 않으면 정확히 알 수 없다. 그런데도 오십고나 단순 염증이라 생각해 적절한 대처를 하지 않게 되면 어떻게 될까? 병을 키우거나 상태를 더 악화시킬 수 있다. 그러므로 고관절에 통증이 생겼다면 일단 병원에 가서 정확한 진단을 받는 것이 중요하다.

02

수술해야 할까?
수술하지 않아도 될까?

고관절은 크고 튼튼하며 안정적이라 특별히 무리하지 않고, 특별한 외상이 없었다면 대부분 평생 큰 불편 없이 지낼 수 있다. 그렇지만 우리 몸에서 가장 큰 힘을 받고, 가장 활발하게 움직이는 관절이다 보니 일상생활에서 알게 모르게 무리할 수밖에 없다. 자연히 관절을 이루는 연골이나 관절 주변의 여러 조직들에 손상이 잘 생긴다.

손상이 약할 때는 특별한 통증 없이 지나가지만, 손상이 심할 때는 통증을 느끼게 된다. 이런 손상들은 대개 약물이나 충분한 휴식만으로 치료가 된다. 그러다가 무리하면 또 통증이 생기고, 다시 휴식과 스트레칭을 하면 증상이 좋아지면서 일상생활에 큰 문제가 없다.

이런 경우, 굳이 수술할 필요가 없다. 적당한 운동과 고관절에 무리를 주는 나쁜 자세를 피하고, 체중 관리를 잘하면 특별한 치료 없이도 일상생활에 무리가 없기 때문이다. 다만 연골의 손상 범위가 넓어 통증이 심하다면 관절 내시경을 이용해 찢어진 연골을 정리해 더 이상의 손상이 일어나지 않게 해주는 정도의 치료는 필요하다.

이런 치료를 한 후, 관리를 잘하면 큰 불편 없이 살아갈 수 있다. 다만 가장 많이 사용하는 관절인만큼 건강하게 오래 사용하기 위해서는 적절한 운동과 스트레칭을 통해 고관절이 늘 유연하고 부드러운 상태를 유지할 수 있도록 해야 한다.

━━ 일상생활에 지장이 많다면 수술하는 것이 좋다

고관절 통증이 심해 일상생활이 불가능할 정도인데, 시간이 지난다고 더 좋아지지 않고 오히려 더 악화될 것이 분명할 때는 수술하는 것이 좋다. 대표적인 것이 고관절 골절이다. 골절이 확인되었다면, 최대한 빨리 수술을 통해 부러진 뼈를 고정하거나 인공 고관절 치환 수술을 해야 한다. 시간이 지난다고 좋아지지 않고, 오히려 더 나빠지기 때문이다.

20~30대 젊은층에서 발병률이 높은 대퇴골두무혈성괴사도 마찬가지다. 괴사가 많이 진행되어 골두 손상이 심해 일상생활이 힘든 상태라면 수술하는 것이 좋다. 현재로서는 가장 효과가 좋은 치료 방법이기 때문이다.

인공 고관절의 수명이 그렇게 길지 않을 때는 젊은 환자의 경우 수술 시기를 최대한 늦추는 것이 의미가 있었다. 그러다 보니 다발성 천공술 같은 치료를 통해 대퇴골두의 혈액순환을 좋게 하기 위한 시도를 하기도 했다. 또 절골술을 통해 건강한 쪽의 골두가 하중을 받을 수 있도록 뼈의 위치를 바꿔주는 수술도 했다.

하지만 요즘 사용하는 세라믹 인공 관절의 경우, 거의 반영구적으로 사용할 수 있어 재수술에 대한 부담이 거의 없다. 따라서 상태가 좋지 않은데 단지 수술 시기를 늦추기 위해 여러 가지 치료나 시술을 하는 것은 큰 의미가 없다.

다만 통증이 심하지 않고, 괴사가 적은 초기라면 약물치료나 혈액순환치료, 천공술 같은 간단한 시술로 수술하지 않고도 상태를 호전시킬 수 있다.

03

인공 고관절 치환 수술에 대한
오해와 진실

── 위험하고 큰 수술이다?

인공 고관절 치환 수술이라 하면 엄청난 대수술이라 생각하는 사람들이 많다. 뼈를 잘라내고, 뼈 안에 인공관절 장착을 위한 금속 보형물(임플란트)을 삽입하는 일련의 과정이 보통 사람들의 눈에는 어렵고 큰 수술로 보이기 때문이다.

실제로 고관절은 몸 깊숙한 곳에 자리 잡고 있고, 고관절을 둘러싸고 있는 근육들이 많아 수술을 위해 고관절까지 접근하기가 상당히 까다롭다. 이 때문에 예전에는 고난도 수술 가운데 하나였고, 인공 고관절 치환 수술을 할 수 있는 의사도 많지 않았다.

하지만 지금은 그렇지 않다. 많은 연구와 수술 기법들의 발달로 현대의학에서 인공 고관절 치환 수술은 더 이상 큰 수술이 아니라고 할 수 있다. 수술 시간도 1시간 남짓으로 짧은 편이고, 수술을 위해 피부를 잘라내는 부위도 적어 출혈도 많지 않다. 또한 근육을 거의 손상시키지 않고 수술하기 때문에 수술 직후부터 움직일 수 있을 정도로 수술 경과도 좋은 편이다.

나이가 들어 무릎이 아프면 누구나 인공 무릎관절 수술을 생각한다. 실제로 많은 사람이 인공 무릎관절 수술을 하고 있고, 이 수술을 위험한 수술이라 생각하는 사람도 많지 않다. 고관절 치환 수술도 마찬가지다.

의학 역사에서 인공관절 수술은 1960년대부터 보편화되었다. 그때 가장 먼저 수술한 부위가 사실은 고관절이다. 인공 고관절 치환 수술을 통해 인공관절 수술에 대한 다양한 의학 지식을 갖게 된 뒤, 점차 무릎관절, 어깨관절 순으로 범위가 넓어졌다. 이런 사실을 봐도 인공 고관절 치환 수술이 보통 사람들이 생각하는 것만큼 위험한 수술이 아니라는 것을 알 수 있다. 실제로 인공 고관절 치환 수술의 성공률은 99%가 넘는다.

다만 고관절 골절에 의한 인공 고관절 치환 수술의 경우, 환자들이 고령인 경우가 많다. 그러다 보니 환자들 가운데 지병이 있거나 건강 상태가 좋지 않은 경우가 많아 수술 도중 문제가 발생할 가능성이 크다. 하지만 이것은 인공 고관절 치환 수술에만 해당하는 것이 아니다. 고령의 환자들에게는 모든 수술이 건강하고 젊은 환자들에 비해 위험 부담이 높을 수밖에 없다.

수술할 때 가장 중요한 것은 환자의 나이가 아니라 환자의 건강 상태다. 나이가 어려도 건강 상태가 좋지 않으면 많은 것이 위험하다. 반대로 나이가 많아도 환자가 건강하다면 수술하는 데 특별한 문제가 없다. 최근 인공 고관절 치환 수술을 받아 화제가 된 100세 노인의 경우가 이를 잘 말해준다.

━━━ 수술하면 죽는다?

인공 고관절 치환 수술을 하고 나면 죽는다고 생각하는 사람들이 의외로 많다. 여기에는 이유가 있다. 고관절 골절로 인해 고관절 수술을 받은 환자들의 사망률이 다른 수술에 비해 비교적 높기 때문이다.

고관절 골절은 고령의 환자가 뼈가 약해져 부러지는 경우가 대부분이다. 자연히 수술을 받고 회복이 되어 일상으로 돌아가기까지 시간이 오래 걸린다. 이것은 그동안 환자가 제대로 움직이지 못하는 시간이 길다는 뜻이다.

고령의 환자가 활동량이 줄어들면 어떻게 될까? 이미 갖고 있던 질환(고혈압, 당뇨 등)이 악화하는 경우가 많다. 그 결과 다양한 합병증이 발생할 수 있다. 그러다 보니 다른 수술 환자보다 사망률이 높은 것이다.

하지만 특별한 질병이 없고, 수술 후 환자가 적극적으로 재활에 임한다면 이런 걱정은 전혀 할 필요가 없다. 골절 후 빠른 진단과 수술로 움직이지 못하는 시간을 최소화한다면, 고령의 환자라도 고관절 수술로 인한 사망은 거의 일어나지 않는다.

━━━ 수술하나, 하지 않으나 똑같다?

고관절 골절로 고관절 수술을 받은 고령층 환자의 1년 내 사망률은 약 15%다. 다른 질병에 비해 높은 것이 사실이다. 하지만 수술을 받지 않을 경우, 1년 이내에 사망할 확률은 50%로 높아진다. 15%와 50%는 엄청난 차이다. 수술하나, 하지 않으나 똑같은 것이 절대 아니다.

게다가 15%라는 사망률은 고관절 수술로 인한 사망률이 아니다. 수술 환자의 사망률이 높은 이유는 대부분 고관절 골절로 인한 여러 가지 합병증 때문이다.

수술하고 나면 오랫동안 누워 있어야 한다?

고관절 수술에 대해 일반인들이 자주 하는 오해 가운데 또 하나가 수술하고 나면 오랫동안 누워 있어야 한다는 생각이다. 전혀 그렇지 않다. 수술에 특별한 문제가 없다면 통증이 그렇게 심하지 않기 때문에 수술 당일부터 보조기구의 도움을 받아 일어설 수 있다. 그리고 수술 후 2~3일이면 보행 연습을 할 수 있고, 일주일이면 대부분 걸어서 퇴원할 수 있다.

6주 정도 지나면 일상생활에 큰 지장이 없을 정도가 되고, 3개월이 지나면 장거리 여행도 가능하다. 1년 이상 지나면 수술 전에 하던 스포츠 활동도 가능하다.

무엇보다 환자들의 수술 후 만족도가 다른 관절 수술보다 훨씬 높다. 수술 후 1년이 지나면 자신이 인공 고관절 치환 수술을 받았다는 사실을 순간적으로 잊어버릴 만큼 결과가 좋다.

수술하면 절뚝이거나 벋정다리가 된다?

전혀 그렇지 않다. 오히려 절뚝이던 사람이 반듯하게 걸을 수 있다. 고관절 수술을 하고 나면 한동안 관절 주변의 조직들이 뻣뻣하기 때문에 정상 쪽 다리와 다르게 느껴지기 마련이다. 이 때문에 걷는 것이 부자연스럽게 느껴져 절뚝이며 걷는다고 생각하게 되는데, 이는 수술 후 일시적으로 나타나는 현상이다. 시간이 지나면 자연스럽게 걸을 수 있다.

벋정다리가 되는 것은 아닌가 하는 걱정도 이와 비슷하다. 인공 무릎관절 수술의 경우, 수술 후 관절 운동을 제대로 하지 않으면 무릎이 다 구부러지지 않아 자연스럽게 걷지 못하는 경우가 있지만 고관절 수술은 그렇지 않다. 수술 후 일부러

관절 운동을 많이 하지 않아도 일상생활에서 앉고, 서고, 다리를 벌리는 자세가 늘 반복되기 때문에 벋정다리가 되는 경우는 거의 없다.

다만 인공 고관절 수술을 하고 나면 쪼그려 앉거나 다리 꼬기 같은 행동을 되도록 피하라고 권유하는데, 인공 고관절이 빠질 위험이 있기 때문이다. 그러다 보니 수술 초기에는 상당히 몸을 조심스럽게 움직이게 되는데, 이 때문에 주변 사람들의 눈에 벋정다리로 보일 수 있다.

하지만 인공 고관절이 완전히 자리를 잡고 나면 탈골 위험이 사라지기 때문에 쪼그려 앉기, 다리 꼬기를 하는데 전혀 문제없다. 다만 건강한 고관절을 위해 가능하면 피하라는 의미로 의사들은 그렇게 권유할 뿐이다. 쪼그려 앉기나 다리 꼬기, 오랫동안 책상다리로 앉아 있는 자세들은 고관절이 건강한 사람에게도 좋지 않으므로 되도록 피하는 것이 좋다.

━━ 수술 시기는 최대한 늦추는 것이 좋다?

예전에는 인공 고관절의 수명이 10년에서 15년으로 짧았다. 자연히 젊은 나이에 수술받으면 재수술에 대한 부담이 컸다. 그러다 보니 일상생활이 불편할 정도로 통증이 심한 데도 참고 수술을 미루는 경우가 많았다.

지금은 전혀 그럴 필요가 없다. 예전에는 인공 고관절 재료가 플라스틱이었기 때문에 움직일 때마다 마모가 심했다. 그리고 마모 과정에서 나온 미세 플라스틱이 관절에 염증을 일으켜 주변의 뼈를 녹이는 바람에 일정 시간이 지나면 재수술이 불가피했다.

하지만 지금은 세라믹으로 수술을 하는데, 세라믹 인공 고관절의 경우, 마모가 거의 없어 적절한 사후 관리만 이뤄진다면 재수술이 필요 없다. 관절 운동으로 발생하는 미세가루가 있긴 하지만 그 양이 무척 적을 뿐 아니라 크기도 아주 작아 몸속의 대식세포에 의해 쉽게 제거되어 염증 반응을 거의 일으키지 않는다. 이 때문에 특별한 후유증이 없다는 것도 인공 고관절 수술의 큰 장점이다.

한편 발전된 의료 환경도 인공 고관절 치환 수술의 부작용을 획기적으로 줄였다. 예전에는 수술과정에서 감염되는 사례가 적지 않았지만, 무균 시설의 발전으로 이런 현상도 거의 사라졌다. 나는 지난 10여 년 동안 500차례 이상 인공 고관절 치환 수술을 시행했다. 하지만 감염 사례가 발생한 적은 단 한 건도 없다.

━━━ 수술 비용이 비싸다?

20년 전만 해도 건강보험이 적용되지 않아 '소위 그랜저 자동차 한 대 값이 들어간다'고 할 정도로 수술비가 비쌌지만 지금은 그렇지 않다. 병원마다 조금씩 차이가 있지만, 대부분의 진료 항목이 건강보험 적용을 받기 때문에 예전과 비교하면 부담이 많이 줄었다. 6인실에 입원해 수술받는다고 가정했을 경우, 300~400만 원 정도 예상하면 된다.

경제적 취약자들을 위한 지방 자치 단체의 다양한 지원제도도 있다. 예를 들면, 60세 이상의 고령층 가운데 납부하는 건강보험료가 하위 50% 이내의 사람이라면 본인 부담금의 일정 부분(지자체에 따라 다르지만 대개 100~200만 원)을 지원받을 수 있다. 이런 제도를 잘 활용하면 많은 도움이 된다.

수술만 잘되면 특별히 관리하지 않아도 된다?

그렇지 않다. 세라믹 관절 자체는 튼튼하고 반영구적으로 사용할 수 있지만, 인공 고관절이 고정되는 곳은 본인의 뼈인 비구와 대퇴골이다. 따라서 자신의 뼈가 튼튼하게 유지되어야 인공 고관절도 오랫동안 무리 없이 사용할 수 있다.

골 용해나 여러 가지 이유로 대퇴골이 약해지거나 골절이 일어나면 인공 고관절 자체는 이상 없지만, 고정력이 약해져 흔들리게 된다. 이런 경우에는 재수술을 통해 다시 고정해야 한다. 또 대퇴골을 감싸고 있는 주변 근육이 약해지면 역시 인공 고관절이 불안정해질 수 있다. 이 때문에 고관절 탈구가 반복적으로 일어나면 수술이 필요할 수 있다.

그러므로 인공 고관절 수술을 받았다고 해서 아무런 문제 없이 수명이 다할 때까지 사용할 수 있는 것은 아니다. 적절한 사후 관리를 해야 하고, 자신의 뼈와 근육을 튼튼하게 유지할 수 있도록 노력해야 한다.

수술 후에는 우선 아무런 증상이 없어도 1년에 한 번은 병원을 찾아 정기적으로 엑스레이 검사를 받아 인공 고관절 상태를 확인해야 한다. 또 고관절에 무리를 주는 자세를 피해야 한다. 허리를 과도하게 굽힌다거나 다리 꼬기, 쪼그려 앉아 오랫동안 일하는 것이 대표적인 나쁜 자세다. 요가나 물구나무 같은 극단적인 자세를 피해야 하는 것도 당연하다. 자칫하면 고관절이 빠질 수 있기 때문이다.

고관절에 과도한 하중이 실리는 동작도 피해야 한다. 너무 무거운 물건을 들거나 높은 곳에서 뛰어내리는 것이 여기에 해당한다. 인공 고관절에 순간적으로 강한 충격이 가해지면 고관절이 빠지거나 세라믹 관절면이 깨질 수 있기 때문이다.

세라믹 인공관절은 강도가 강해 잘 닳지는 않지만, 강한 충격을 받으면 깨진다.

다행히 최근 사용하는 4세대 세라믹 인공 고관절은 망치로 내리쳐도 깨지지 않을 정도로 강도가 강해져 이런 위험이 많이 줄어들었다.

또 면역력이 약한 고령의 환자는 고관절 감염을 주의해야 한다. 폐렴 같은 호흡기 질환(상기도 감염, 요로 감염 등)에 걸리면 신체의 다른 부위에도 염증을 일으킬 수 있으므로 빨리 치료해야 한다. 그렇지 않으면 염증이 혈관을 타고 인공 고관절에서 2차 감염을 일으킬 수 있다.

내 마음속의 환자 :
양쪽 고관절이 모두 망가졌던 50대 환자, 걸어 퇴원하다

어느 날 비교적 젊은 남자 환자가 진료실에 들어왔다. 차트를 살펴보니 52세였다. 그분은 진료실 문을 열기는 열었는데, 발을 떼기 힘든지 두 손으로 문을 잡고 버티며 서 있었다. 한참 서 있던 그분은 벽을 짚으며 조심스럽게 한 발씩 움직여 겨우 의자에 앉았다.

그분이 힘겹게 의자에 앉기까지 내 머릿속에서는 온갖 생각이 스치고 지나갔다. 고관절이 어떤 상태인지, 어떤 진단을 내려야 할지, 그에 따른 후속 조치는 어떻게 해야 할지 등.

일단 휠체어에 태워 방사선실로 보내 사진을 찍게 했다. 판독 결과, 양측 고관절에 무혈성괴사가 동시에 진행되고 있었다. 그것도 급격하게 진행되어 양측 대퇴골두가 흔적도 없이 사라져 마치 두 다리가 몸에서 분리된 것처럼 보였다. 방사선 사진 결과만 놓고 보면 자신의 발로 걸어 병원에 왔다는 것이 신기할 정도였다.

'얼마나 힘들었을까?'

방사선 사진을 보자마자 든 생각이었다. 그분도 그동안 얼마나 큰 고통 속에 살아왔는지 세상의 무거운 짐이란 짐은 다 지고 있는 듯한 표정으로 내 앞에 앉아 있었다.

그분은 앉자마자 '도와주세요'라며 절규했다. 정말 그분이 내게 했던 한 마디 한 마디는 절규 이상이었다. 나는 우선 안심을 시킨 뒤, 지금 상태로는 집으로 돌아가기 힘드니 바로 입원해 수술 날짜를 잡자고 했다. 그리고 최대한 빨리 수술 전 검사를 시행했다. 다행히 특별한 이상 소견이 발견되지 않아 곧바로 수술할 수 있었다. 양쪽 인공 고관절 치환 수술이었다.

수술장에서 환자의 고관절을 직접 본 나는 무척 놀랐다. 급격한 대퇴골두 괴사로 관절 운동이 전혀 불가능한 상태였다. 관절도 심하게 굳어 수술도 쉽지 않았다. 나는 인공 고관절 치환 수술과 함께 힘줄 연장 수술을 시행해 고관절의 운동 범위를 좀 더 확보했다.

수술은 성공적으로 끝났다. 수술 3일 뒤, 병실로 찾아갔더니 보조기구의 도움을 받으며 보행 연습을 하고 있었다. 환자의 표정이 무척 행복해 보였다. 이제는 통증도 없고, 화장실도 마음대로 갈 수 있다며 어린아이처럼 좋아했다.

퇴원 3개월 뒤, 진료실에 들어온 그분은 약간 절뚝였지만 자연스럽게 걸어 들어와 진료실 의자에 앉았다. 3개월 전, 고통으로 일그러진 얼굴을 한 채 진료실 문을 붙잡고 서 있던 것과 180도 달라진 모습이었다.

진료실에 앉아 있으면 많은 환자가 고통스러운 표정으로 걸어 들어온다. 그런 환자들이 수술하고 퇴원한 뒤에는 행복하게 웃는 얼굴로 진료실에 들어온다. 그 모습을 보면서 나는 20년 전 정형외과를 선택한 것이 정말 잘한 결정이었다는 생각을 한다.

내가 수술하기는 하지만, 사실 의사로서 환자에게 해주는 것은 그렇게 많지 않다. 그렇지만 그 작은 행위를 통해 환자가 얻는 만족과 행복은 이루 말할 수 없이 크다. 그것은 곧 나의 기쁨과 행복이기도 하다.

나는 앞으로도 더 열심히 연구하고, 최선을 다해 진료하고 수술할 생각이다. 고통으로 힘들어하는 환자들의 얼굴에 편안함과 행복함이 깃들 수 있도록, 내게 주어진 역할에 충실할 것이다.

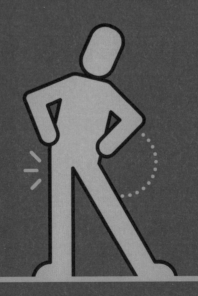

3부

고관절 통증
완화를 위한
운동법과 생활습관

1장

고관절을 강하고 유연하게
만드는 운동법 – 걷기

01

고관절에
왜 걷기가 중요한가?

고관절을 오랫동안 건강하게 사용하기 위해서는 연골의 탄력성을 잘 유지해야 한다. 고관절 관련 질병의 대부분은 결국 연골의 탄력성이 떨어져 생기는 문제들이다. 그렇다면 어떻게 해야 연골의 탄력성을 오랫동안 잘 유지할 수 있을까?

그 방법은 연골에 끊임없이 좋은 영양분을 공급하는 것이다. 연골도 결국에는 살아 있는 세포로 이뤄져 있고, 세포들은 먹어야 살아갈 수 있다. 하지만 연골에는 혈관이 없어 혈액을 통한 영양공급이 이뤄질 수 없다. 그렇다면 연골은 어떻게 영양공급을 받을까?

연골은 혈관이 아니라 관절의 활액(관절액)으로부터 영양분을 공급받는다. 활액의 주요 성분은 '히알루론산'이다. 흔히 말하는 연골주사의 주요 성분이다. 활액에 들어있는 히알루론산을 흡수하는 형식을 통해 연골은 영양분을 공급받는다.

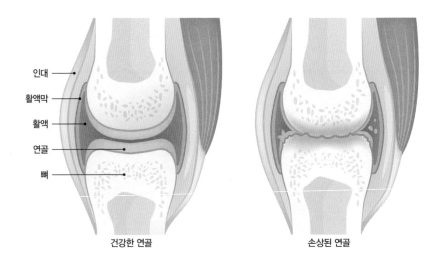

인대	
활액막	
활액	
연골	
뼈	

건강한 연골　　　　　　　　　손상된 연골

　이때 연골이 히알루론산을 잘 흡수하기 위해서는 관절 내부가 활성화되어야 한다. 이것은 마치 입안으로 들어온 음식의 영양 흡수가 잘 되게 하려면 열심히 씹어야 하는 것과 비슷하다.

　적당한 움직임으로 관절 내부가 활성화되면, 활액막(활막)에서는 활액을 더 많이 분비하게 되고, 연골은 활액 속에 들어있는 히알루론산을 더 많이 흡수하면서 더 부드러워지고 탄력성도 더 좋아진다. 이런 작용이 활발하게 일어나는 순간이 바로 움직일 때다. 관절을 튼튼하게 하기 위해 많이 걸어야 하는 이유가 바로 여기 있다.

━━ 사망률을 줄이는 걷기

"하루에 8천 보를 걸으면 10년 이내 사망할 확률이 절반으로 떨어지고, 1만2천 보를 걸으면 65%로 떨어진다."

이 말은 2020년, 미국의 유명 의학잡지인 〈자마jama〉에 실린 한 논문의 연구 결과다. 8천 보면 어느 정도 거리일까? 사람에 따라 걷는 보폭이 다르겠지만, 일반적으로 성인 남성의 보폭을 70센티미터로 잡았을 때, 약 5.6킬로미터다. 1만2천 보는 8.4킬로미터가 된다.

서울역에서 동대문까지가 5킬로미터가 조금 넘고, 청량리역까지가 정확하게 8.4킬로미터다. 8천 보든, 1만2천 보든 결코 짧지 않은 거리다. 성인을 기준으로 적어도 1시간에서 1시간 30분 이상 걸어야 하는 거리이기 때문이다.

이렇게 놓고 보면, 보통 사람이라면 달성하기 쉽지 않은 걸음 수라 생각할 수 있다. 하지만 그렇지 않다. 특별한 직업에 종사하거나, 몸이 좋지 않아 외부 출입이 자유롭지 못한 사람을 제외하면 누구라도 하루에 4천 보 정도는 걷기 때문이다. 따라서 모자라는 부분만 보충하면 된다. 그렇다면 이렇게 바꿔 놓을 수 있다.

"하루에 시간을 내어 4천 보를 걸으면 1년 이내에 사망할 확률이 절반으로 떨어지고, 8천 보를 걸으면 65%로 떨어진다."

4천 보면 2.8킬로미터쯤 되고, 8천 보는 5.6킬로미터쯤 된다. 서울 지하철 2호선의 역 사이 평균 거리가 1.13킬로미터임을 감안하면, 원하는 목적지 세 정거장 전에 내려 걸어가기만 해도 10년 후 사망률을 반으로 낮출 수 있다는 이야기다. 65%로 낮추고 싶으면 다섯 정거장 전에 내리면 된다. 이렇게 생각하면 그렇게 어렵지 않아 보인다.

—— 걸으면 건강해지고, 걷지 않으면 병이 생긴다

정말 걷기만 해도 고관절이 튼튼해지고 몸이 건강해져 사망률을 낮출 수 있을까? 정답은 '그렇다'이다. 걷게 될 때 우리 몸에서 나타나는 대표적인 변화가 있다. 고관절을 비롯해 온몸의 관절이 유연해지는 것은 기본이고, 다리와 허리도 튼튼해지면서 전체적으로 체력이 좋아진다.

심장도 튼튼해지고, 혈액이 빨리 흐르면서 혈관 내피세포의 탄력성이 좋아져 혈관도 튼튼해진다. 여기에다 뇌 기능도 활성화되고 스트레스도 해소된다. 이것만 해도 걷기가 주는 선물은 엄청나다고 할 수 있다.

식물은 땅에 뿌리를 잘 내려야 건강하고 튼튼하게 살 수 있다. 뿌리를 내리기도 전에 이리저리 옮겨심기를 되풀이하면 그 식물은 죽고 만다. 하지만 사람은 동물이다. 동물은 움직이는 생명체다. 그러므로 기본적으로 움직여야 튼튼하고 건강해진다.

인간이 식물과 달리 움직일 수 있는 것은 관절이 있고, 관절을 움직이게 하는 근육이 있기 때문이다. 그 중심에 고관절이 있는 것이다. 그렇다면 걸을 때 우리 몸에서 어떤 현상이 일어나기에 이런 여러 가지 좋은 변화가 생기는 것일까?

걷게 되면 우리 몸의 근육은 이완과 수축을 반복한다. 이완과 수축은 사람의 입장에서는 운동이지만 근육의 입장에서는 일종의 스트레스 상황이라 할 수 있다. 실제로 근육이 이완과 수축을 되풀이하면 염색체 손상과 산소 부족 현상이 일어난다.

이때 근육은 '마이오카인'이라는 물질을 분비한다. 마이오카인은 우리 몸이 근육에게 주는 일종의 보상 같은 것이다. '이걸 줄 테니 힘들지만 참고 계속 이완과 수축을 해줘'라는 식이다. 마이오카인이 분비되면 근육의 이완력과 수축력은 더 증가하고, 사람은 한결 수월하게 몸을 움직일 수 있다. 또 근육의 염색체가 안정되고, 혈액순환도 좋아진다.

걷기를 통해 몸이 건강해지는 것은 바로 이 마이오카인 분비 때문이다. 근육에서 분비된 마이오카인은 혈액을 통해 몸의 다른 조직으로 퍼져 나간다. 지방 조직에 침투해 지방을 분해하고, 염증 부위에 침투해 염증을 없애기도 한다. 인슐린 분비를 촉진시켜 혈당을 낮추기도 하고, 뼛속으로 들어가 뼈를 더 튼튼하게 만들기도 한다. 심지어 뇌 조직에도 영향을 끼쳐 치매를 예방하고, 학습과 기억 능력을 높이기도 한다. 걸을 때 기발한 아이디어가 잘 떠오르는 것도 이런 이유 때문이다.

"걷기만 해도 병의 90% 이상이 낫는다"고 말하는 의사가 있다. 과장이 조금 섞인 것이 사실이지만 그만큼 걷기가 사람에게 미치는 영향력이 크다고 할 수 있다. 무엇보다 고관절은 걷는 만큼 부드러워지고 튼튼해진다는 것은 틀림없는 사실이다.

02

약간
빠르게 걸어라

걷기만 하면 마이오카인이 분비될까? 그건 아니다. 마이오카인은 걸을 때 분비되는 것이 아니라 근육의 이완과 수축이 일어날 때 분비된다.

그런데 단순한 이완과 수축 상태에서는 마이오카인이 분비되지 않는다. 근육이 스트레스라 느낄 정도로 조금 격렬한 이완과 수축이 일어나야 한다. 그래야 근육이 비상상황이라 생각해 마이오카인을 분비한다.

근육에서 강한 이완과 수축이 일어나기 위해서는 어떻게 해야 할까? 평소보다 약간 빠르게 걸어야 한다. 숨이 차고 땀이 날 정도로 빠르게 걸으면 자연히 힘차게 걷게 되고, 그때 마이오카인이 활발하게 분비되면서 몸이 건강해진다.

한 사람이 각각 다른 속도로 걸으면서(시속 3, 5, 7킬로미터), 그때마다 몸에서 일어나는 변화를 관찰한 실험이 있다. 이때 마이오카인의 분비와 밀접한 관계가 있는 근육활성도를 비교한 결과, 시속 3킬로미터로 걸었을 때 6.7%이던 근육활성도가 시속 5킬로미터에서는 15.2%, 7킬로미터에서는 무려 22.9%로 높아지는 것을 확인할 수 있었다.

거리에 나가 걸어 다니는 사람들을 보면 대개 어슬렁거리듯 천천히 걷는다. 이때의 속도를 측정해보면 대개 시속 3킬로미터다. 이런 식의 걷기는, 아예 걷지 않는 것보다는 낫겠지만 건강에 크게 도움은 되지 않는다.

실제로 어슬렁거리듯 천천히 걸으면 30분만 지나도 다리가 아프고 몸이 피곤해진다. 천천히 걸으면 마이오카인은 거의 분비되지 않고, 걷는 행위를 통해 에너지 소모만 일어나니 다리가 아프고 피곤해지는 것이다.

약간 빠르게 걸으면 상황이 달라진다. 마이오카인의 활발한 분비로 1시간 이상 걸어도 피곤하지 않고 오히려 몸이 상쾌해진다.

▬▬ 평소 보폭보다 10센티미터 크게 걸어라

어느 정도 걸어야 빠른 걸음으로 걷는 것이 될까? 걷는 속도는 사람과 몸 상태에 따라 다를 것이다. 다만 평소 걷는 보폭보다 조금 큰 보폭으로 걸으면 저절로 빠른 걸음이 된다. 보폭은 앞쪽 발 뒤꿈치부터 뒤쪽 발 뒤꿈치까지의 거리를 말하는데, 보폭이 커지면 관절의 움직임이 활발해지고, 근육의 이완과 수축도 활발해지면서 근육이 튼튼해진다.

평소의 보폭보다 10센티미터 크게 걷는 것이 몸에 무리가 가장 적은데, 그렇게 하기 위해서는 먼저 자신의 몸에 맞는 적정 보폭을 찾아야 한다. 가장 많이 사용하는 방식이 자신의 키에 0.37과 0.45를 곱한 값과 키에서 100을 뺀 세 개의 값을 놓고 최소치와 최대치로 잡는 것이다.

예컨대 키가 170센티미터의 사람이라면 170×0.37=62.9센티미터가 최소 보폭이 되고, 170×0.45=76.5센티미터가 최대 보폭이 된다. 그러니까 62.9센티미터에서 76.5센티미터 사이의 보폭으로 걷는 것이 가장 적합하다는 이야기다.

자신의 평소 보폭이 어느 정도인지 확인한 뒤에는 그 보폭에서 10센티미터쯤 넓혀 걸어보자. 보폭을 10센티미터 넓혀 걸으며 우선 속도가 빨라지고, 저절로 자세가 반듯해진다. 그리고 고관절과 주변 근육의 활성도가 높아진다.

그렇다면 마냥 보폭을 크게 하는 것이 좋을까? 그건 아니다. 자신의 평소 보폭보다 20센티미터 이상 크게 걸으면 오히려 역효과가 나타난다. 보폭이 무리하게 클 경우, 그 보폭을 계속 유지하면서 걸을 수 없으므로 어느 순간 걷는 속도도 떨어진다. 게다가 고관절을 비롯해 몸의 여러 관절들이 심하게 뒤틀리면서 걸음의 안정성이 떨어져 하체 근력이 약한 고령층은 넘어질 수도 있다. 따라서 무조건 보폭을 크게 하거나 빨리 걷는 것은 좋지 않다.

가장 좋은 것은 자신의 몸에 무리가 가지 않는 범위 내에서의 적당한 빠른 걸음이다. 그것이 평소 보폭보다 10센티미터 정도 보폭을 넓혀 걷는 것이라 할 수 있다.

03

바른 자세로
걸어라

사람의 몸은 55%대 45%로 상체가 더 무겁다. 그러므로 걸을 때 자세가 무척 중요하다. 자세가 반듯하지 않으면 무게가 많이 나가는 상체로 인해 몸이 불안정해지면서 흔들리게 된다. 상체가 불안정하면 바른 자세로 걷지 못하는 것은 물론이고, 걷는 것 자체가 힘들 수 있다.

사실 바른 자세로 걷기 전에 우리가 먼저 생각해야 할 것이 있다. 그것은 바른 자세로 앉고 서는 것이다. 사람의 대표적인 자세는 앉고, 서고, 걷는 것이다. 이 세 가지 자세는 모두 연결되어 있다. 앉는 자세가 좋지 않은 사람이 서 있는 자세나 걷는 자세가 좋을 리 없다. 마찬가지로 걷는 자세가 안 좋은 사람이 앉는 자세나 서 있는 자세가 좋을 리도 없다.

걷는 자세가 좋지 않다면, 먼저 앉는 자세를 살펴보고, 바르게 앉는 훈련을 하는 것이 중요하다. 바르게 앉게 되면 바르게 서게 되고, 바른 자세로 걷게 된다.

반듯하게 걷기 전에 반듯하게 앉기 훈련

기본적으로 의자에 엉덩이를 깊숙이 밀어 넣고, 어깨를 반듯하게 펴고 앉아야 한다. 하지만 이것만으로는 부족하다. 의자에 앉으면, 먼저 엉덩이를 좌우로 살짝 흔들어 반듯하게 해주어야 한다. 이때 기준이 되는 것이 양쪽 엉덩이의 튀어나온 뼈다. 이 뼈가 좌골(궁둥뼈)이다.

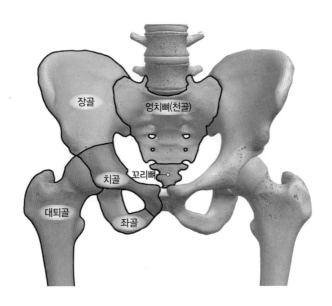

좌골 바로 위에 고관절이 있다. 양쪽 좌골이 반듯하게 되도록 앉으면 고관절을 시작으로 골반과 척추, 목뼈까지 반듯해진다. 이때 또 중요한 것이 있다. 양쪽 발을 가지런하게 해서 바닥에 닿게 하는 것이다. 바른 자세의 기준점이 되는 것이 발바닥이기 때문이다.

무엇이든지 균형을 맞추려면 기준이 되는 것이 있어야 한다. 따라서 발바닥이 먼저 평형을 이루며 가지런하게 바닥에 놓여야 한다. 척추는 발바닥으로부터 신호를 받아 기준점으로 삼고, 몸의 나머지 부분을 균형 맞추게 한다. 만약 발이 바닥에 붙어있지 않거나, 두 발의 높낮이가 다르면 어떻게 될까? 기준점을 찾지 못한 척추와 고관절은 반듯한 자세를 취하지 못하게 된다.

한편 의자에 앉아 있을 때 발바닥이 바닥에 닿지 않으면 혈액순환이 25% 이상 줄어든다는 연구 결과도 있다. 발바닥이 닿지 않는 높은 의자에 앉으면 불편하고 피곤하게 느껴지는 까닭이 여기에 있다.

발바닥도 가지런하게 바닥에 붙이고, 엉덩이도 의자 깊숙이 집어넣어 반듯하게 앉았다면 마지막으로 해야 할 것이 어깨를 펴는 것이다. 어깨는 너무 심하게 펴지 않아도 된다. 어깨 쪽의 옷 주름이 펴질 정도면 된다. 앉을 때마다 이렇게 앉는 습관을 들인다면 어느 순간 자세가 반듯해지면서 바른 자세로 걷게 된다.

━━ 고관절을 이용해 성큼성큼 걷기

바른 자세로 앉는 훈련이 되었다면 이제 바른 자세로 걸어보자. 두 발을 붙인 다음, 주먹이 살짝 들어갈 정도로 벌린다. 그 상태가 가장 좋은 발 간격이다. 두 발이 너무 벌어지면 상체가 불안정해지면서 어기적거리며 걷게 되고, 너무 붙으면 허벅지와 종아리 쪽 근육이 긴장하면서 걸을 때 힘이 많이 들어간다.

두 다리 사이를 주먹 하나 정도로 벌렸다면, 그 상태에서 양쪽 골반이 움직이지 않게 손으로 잡고 걸어보자. 골반이 움직이지 않게 하면서 걸으면 보폭을 벌리는

데 한계가 있고, 걷는 것이 부자연스럽다는 느낌이 들 것이다.

이번에는 골반을 살짝 비틀면서 걸어보자. 예컨대 오른발을 앞으로 내밀 때 골반을 왼쪽으로 살짝(5도 정도) 틀어보자. 보폭이 10센티미터 이상 늘어나는 것을 느낄 수 있을 것이다. 이처럼 발을 내디딜 때마다 골반을 왼쪽과 오른쪽으로 조금씩 틀어주면 자연스럽게 보폭이 늘어나면서 걷는 속도도 빨라진다. 그리고 고관절 주변의 여러 근육들의 이완과 수축이 활발해지면서 마이오카인도 활발히 분비된다.

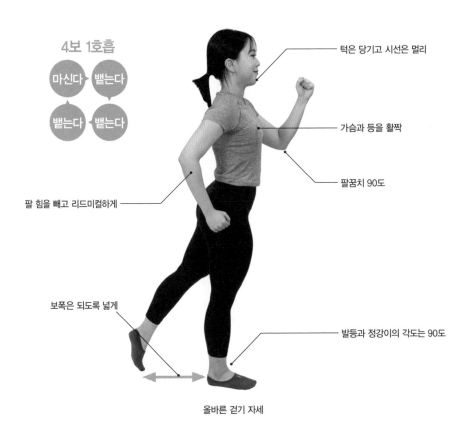

4보 1호흡

마신다 ▸ 뱉는다

뱉는다 ◂ 뱉는다

턱은 당기고 시선은 멀리

가슴과 등을 활짝

팔꿈치 90도

팔 힘을 빼고 리드미컬하게

보폭은 되도록 넓게

발등과 정강이의 각도는 90도

올바른 걷기 자세

발 간격과 보폭을 정했으면, 이제 본격적으로 걸어보자. 몸을 반듯하게 하고, 팔을 L자로 만들어 가볍게 흔들며 성큼성큼 걷는다는 느낌으로 걸으면 된다. 시선은 전방 10~15미터를 바라보고, 턱은 가슴 쪽으로 살짝 당기자. 그런 상태에서 가슴을 펴고 걸으면 된다. 호흡은 코로 숨을 들이마시고 입으로 내뱉으면 좋다.

걸을 때는 발뒤꿈치와 발 중앙, 엄지발가락이 차례대로 지면에 닿아야 한다. 발바닥이 총 세 번에 걸쳐 충격을 흡수해 주면 그만큼 무릎과 고관절의 부담이 줄어들면서 부드러우면서도 힘차게 앞으로 나아갈 수 있다.

이때 중요한 것 한 가지가 있다. 걸을 때 추진력을 내는 것은 앞으로 뻗는 다리에 있는 것이 아니라 뒤에서 받쳐주는 뒷다리에 있다. 따라서 힘차게 걷기 위해서는 뒤쪽다리가 힘 있게 버텨 줘야 한다. 그러므로 한 발을 앞으로 내 뻗을 때 뒤쪽발의 엄지발가락 부분을 힘있게 내디뎌야 한다. 그 힘이 셀수록 다른 쪽 다리가 앞으로 나가는 힘이 강해진다.

04

물, 걷기 전에 마실까,
걷고 난 뒤에 마실까?

물은 걷기 전에도 마시고, 걷는 중간에도 마시고, 걷고 나서도 마시는 것이 좋다.
수분이 부족하면 가장 먼저 관절이 뻑뻑해진다. 우리 몸에는 수많은 관절이 있고,
관절마다 물(활액)이 가득 차 있다. 여기에다 관절 주변에 있는 여러 개의 관절낭에
도 물이 들어있다. 이처럼 관절과 물은 밀접한 관계가 있기 때문에 몸속에 수분이
부족해지면 관절의 수분도 부족해진다. 그렇게 되면 윤활작용이 떨어져 관절이 뻑
뻑해진다.

　더구나 걷게 되면 관절이 활발하게 움직이게 되는데, 그때 수분 부족으로 관절이
뻑뻑해지면 손상 받을 위험도 크다. 그러므로 걷기 전부터 충분히 수분 섭취를 해
줘야 한다.

　이외에도 걷는 동안 몸안의 수분이 하는 역할은 여러 가지다. 우선 수분은 가빠

진 혈압과 심박수를 안정시킨다. 또 땀을 통해 수분과 전해질이 빠져나가면서 피로 물질인 젖산이 근육에 과도하게 쌓이게 되면 경련과 통증이 생기게 되는데, 수분이 그런 현상을 막아준다.

무엇보다 근육은 물을 좋아한다. 실제로 근육의 75%가 물로 되어 있다. 따라서 물이 부족하면 근육의 이완과 수축도 줄어들어 근육이 힘을 내지 못한다. 근육이 제 기능을 발휘하지 못하면 걸어도 운동 효과가 줄어든다.

그러므로 걷기 전후로 물을 마시는 것은 중요하다. 가장 좋은 것은 걷기 2시간 전부터 조금씩 물을 마셔 체내 수분을 보충해주는 것이다. 그럴 만한 상황이 못 된다면 걷기 전에 물을 한 잔 마시고, 걷는 동안에도 조금씩 물을 마셔 수분을 보충해주는 것이 좋다. 다만 너무 많이 마시면 뱃속이 출렁거려 걷기가 힘들기 때문에 적당히 마셔야 한다.

걷기가 끝난 다음 땀을 많이 흘려 갈증이 심한 경우, 물을 한꺼번에 많이 마시는 경우가 있다. 이것은 피해야 한다. 혈액 속의 나트륨이 희석되어 순간적으로 저나트륨혈증을 유발할 수 있기 때문이다. 저나트륨혈증이 되면 두통과 구토, 가슴 통증이 생기고, 심하면 의식을 잃을 수도 있다.

물은 너무 차갑게 마셔도 흡수율이 떨어진다. 따라서 체온과 비슷한 물을 마시는 것이 가장 좋다. 또 갈증이 난다고 걷고 난 뒤 탄산음료를 많이 마시는 것도 좋지 않다. 갑자기 당 수치가 올라가 신장에 무리가 갈 수 있기 때문이다.

05

걷기에 대한
여러 가지 궁금증들

——— 얼마나 빨리 걸어야 할까?

약간 빠르게 걷는 것의 기준이 되는 것이 약간 숨이 차고, 약간 땀이 날 정도의 속도와 보폭이라고 했다. 이때 중요한 것은 그렇게 걸었을 때 몸이 편안해야 한다. 그리하여 그 속도와 보폭을 오랫동안(최소한 30분 이상) 유지할 수 있어야 한다. 그렇지 않고 힘이 들어 속도와 보폭을 유지하기 어렵다면 그 속도는 자신과 맞지 않는 것이다. 보폭이 너무 크거나, 속도가 빠르다는 이야기다.

한편 일정한 속도로 걷는 것보다 가끔 더 빠른 속도로 걷는 것도 효과적이다. 같은 속도로 계속 걷게 되면 어느 순간 심폐기능과 근육이 그 속도에 적응해지면서 활성도가 떨어진다. 이때 조금 더 빨리 걸어주면 심폐기능이 좋아지고, 근육이 스트레스를 받으면서 활성도도 높아지고 마이오카인 분비도 더 활발해진다.

다만 주의할 것은 무리해서는 안 된다는 점이다. 심폐기능과 근육에 약간의 긴장감을 더해 줄 수 있을 정도로 짧은 시간 동안 속도에 변화를 주는 것만 해도 충분하다. 따라서 걷는 동안 대부분의 시간이 몸과 마음이 편안한 상태가 되도록 해야 한다. 그래야 지속 가능하게 걸을 수 있다.

━━ 식후 걷기와 식전 걷기, 어느 것이 좋을까?

다이어트를 위한 걷기라면 밥 먹기 전에 걷는 것이 효과적이다. 공복 상태에서 걸으면 몸의 체지방을 연료로 사용하기 때문에 그만큼 살이 많이 빠진다.

당뇨가 있는 사람이 혈당 관리를 위해 걷는다면 식후 걷기가 좋다. 당뇨 환자들을 대상으로 한 연구 결과를 보면, 밥을 먹은 지 1시간 뒤에 혈당 수치가 최고로 높아진다. 그런데 밥을 먹고 걷게 되면 혈당 수치가 눈에 띄게 떨어진다.

식후 10분씩 걷는 사람들이 다른 시간대에 한 번에 30분 걷는 사람들보다 혈당 관리가 더 잘 된다는 연구 결과도 있다. 따라서 혈당 관리가 중요하다면 밥을 먹고 나서 무조건 걸어야 한다.

━━ 아침 걷기와 저녁 걷기, 언제가 좋을까?

도시의 공기 질은 차량 운행과 밀접한 관계가 있어 출퇴근 시간대에 가장 좋지 않다. 이런 변수를 뺀 상태에서는 저녁 공기가 아침 공기보다 비교적 더 깨끗하다. 밤 사이 미세먼지가 지표면에 쌓이기 때문이다.

미세먼지들은 해가 뜨고 기온이 올라가면 대류 현상에 의해 흩어진다. 따라서 비슷한 조건에서 아침과 저녁을 선택해야 한다면 공기가 상대적으로 더 깨끗한 저녁에 걷는 것이 좋다. 그리고 온종일 움직여 근육과 관절이 어느 정도 이완된 상태이기 때문에 부상을 당할 위험도 그만큼 낮다.

혈압이 놓은 사람도 아침 걷기보다는 오후나 저녁 걷기가 좋다. 일반적으로 혈압은 아침에 높다. 밤새 잠을 잔 사람이 깨어나 활동을 하기 위해서는 모든 장기들도 깨어나야 한다. 이 때문에 혈압이 높아진다. 그런 상황에서 고혈압 환자가 아침 일찍 걷게 되면 심혈관에 무리가 생길 수 있다. 게다가 겨울철의 경우, 기온이 내려가면 혈관이 수축하면서 혈압이 더 높아진다. 이런 경우, 위험할 수 있다.

오후가 되면 혈압도 내려가고, 기온이 오르면서 혈관도 확장되기 때문에 고혈압 환자들에게 좀 더 안전한 상황이 된다.

━━ 러닝머신과 야외걷기, 어떤 게 좋을까?

둘 다 장단점이 있다. 러닝머신은 일정 속도로 걸을 수 있어 몸에 무리가 덜하다. 이것은 부상의 위험이 그만큼 적다는 것을 뜻한다. 또 대부분의 러닝머신에는 충격 흡수 범퍼가 내장되어 있어 관절을 보호하는 데도 효과적이다. 실내에서 걷다 보니 미세먼지와 날씨의 영향을 받지 않아 사계절 내내 쾌적한 환경에서 걸을 수도 있다.

단점도 있다. 러닝머신에서 걸으면 단조로워 재미가 없다. 또 몸은 걷고 있지만 주변 사물은 정지해 있다 보니 뇌가 계속해서 착각을 일으킨다. 뇌는 끊임없이 몸이 주는 신호와 시각이 주는 신호를 일치시키려고 노력하게 되는데, 그 과정에서 엄청난 에너지 소모가 일어나 같은 거리를 야외에서 걸을 때보다 몸으로 느끼는 피로감이 훨씬 크다.

그리고 평평한 판 위를 일직선으로만 걷기 때문에 몸에 가해지는 자극이 제한적이라 관절과 근육, 인대의 균형적인 발달이 이뤄지지 않는다는 단점도 있다.

야외에서 걸으면 수시로 바뀌는 주변 풍경을 즐길 수 있어 기분이 좋고, 정신 건강에도 도움이 된다. 실제로 야외에서 걸으면 스트레스가 줄고, 정신적인 피로 해소, 우울증과 불안감이 줄어든다는 연구 결과들이 많다.

직선과 곡선, 오르막과 내리막을 적절히 걷기 때문에 관절과 근육의 움직임이 활발해 전체적으로 운동 효과도 높아진다. 하지만 날씨의 영향을 많이 받기 때문에 너무 덥거나 너무 추울 때는 걷기가 힘들어 운동의 연속성이 떨어지는 단점도 있다.

가장 좋은 것은 상황에 따라 야외걷기와 실내걷기를 적절히 병행하는 것이다. 둘의 장점을 적절하게 활용할 수 있기 때문이다.

걷기에 좋은 신발이란?

형태가 중요하다. 발가락 부분은 유연성이 좋아 잘 구부려져야 한다. 뒷굽도 중요하다. 뒷굽의 쿠션이 좋고, 뒷부분이 단단해 발뒤꿈치를 안정적으로 잡아줄 수 있는 신발이 좋다.

신발의 앞뒤를 잡고 비틀었을 때, 비틀림이 좋아야 한다. 걸을 때 발이 살짝 비틀리면서 걷기 때문이다. 만약 비틀림이 안 좋으면 신발이 발의 비틀림을 방해하기 때문에 자연스럽고 건강한 걷기가 안 된다. 구두를 신고 오래 걸으면 피곤한 이유가 굽이 딱딱한 것도 있지만 비틀림이 거의 없기 때문이다.

바닥 쿠션도 중요하다. 적당한 쿠션이 있어야 걸을 때 생기는 충격을 흡수해 관절에 무리가 덜 간다. 따라서 바닥이 너무 얇고 평평한 것은 좋지 않다. 폭신한 재질로 된 바닥이 1.5~3센티미터 정도 두께인 것이 가장 좋다.

2장

고관절을 튼튼하고 유연하게
만드는 운동법 – 스트레칭

01

고관절에
왜 스트레칭이 중요한가?

고관절이 건강하고 튼튼하다는 것은 일차적으로 관절이 유연하고 가동 범위가 넓다는 것을 말한다. 이때 고관절의 유연성과 가동 범위를 결정하는 것이 관절 주변의 근육이다. 근육이 유연해 이완과 수축이 잘 되면 고관절이 유연해지고, 가동 범위가 넓게 유지된다.

반대로 근육이 딱딱하게 굳어 이완과 수축이 잘되지 않으면 고관절이 뻣뻣하고, 가동 범위가 점점 좁아진다. 그 상태에서 무리하게 가동 범위를 넓히게 되면 통증이 생기고, 심하면 손상을 입는다. 이때 스트레칭을 해주면 딱딱했던 근육이 풀어지면서 유연하게 되고, 그로 인해 관절의 가동 범위가 넓어지면서 통증이 사라진다.

근육은 수많은 가닥으로 된 근섬유로 이루어져 있다. 이 섬유들이 늘어났다 줄어들기를 되풀이하면서 근육의 이완과 수축이 일어난다. 그런데 오랫동안 움직이지 않고 한 자세로 있는 일이 반복되면 근섬유가 줄어든 상태로 굳어지게 된다. 고관절 주변의 근육에서 이런 현상이 일어나면 관절이 뻑뻑해지고 움직일 수 있는 반경이 줄어든다.

이때 수축된 근육을 늘려 주는 것이 스트레칭이다. 스트레칭을 통해 근육을 늘려 주면 시간이 지나면서 이완과 수축 기능이 되살아난다.

━━━ 햄스트링과 고관절 유연성

고관절을 유연하게 유지하기 위해 스트레칭이 중요하다는 것을 단적으로 보여주는 것이 햄스트링이다. 허벅지 뒤쪽에는 햄스트링이라는 길고 두꺼운 근육이 있다. 넙다리 뒤 근육이라 하는데, 대퇴이두근, 반건양근, 반막양근으로 이루어진 근육군을 일컫는다.

대퇴이두근은 허벅지를 바깥쪽으로 돌리고, 무릎에서 다리를 구부리게 하는 역할을 한다. 반건양근과 반막양근은 허벅지를 안쪽으로 돌리고 무릎관절을 굽히는 기능에 관여한다. 이 햄스트링을 적절히 풀어주지 않으면 고관절이 뻑뻑해지고, 무릎에 통증이 생긴다.

햄스트링은 특이하게도 고관절에서 무릎관절까지 이어져 있다. 따라서 두 개의 관절을 지나는데, 이 때문에 해부학적으로 길이가 짧아지기 쉽다. 여기에는 이유가 있다.

관절이 펴지면 근육도 펴진다. 사람의 일상적인 움직임은 관절을 구부렸다 펴는 동작으로 이뤄지고, 그때마다 근육도 이완과 수축을 되풀이한다. 따라서 대부분의

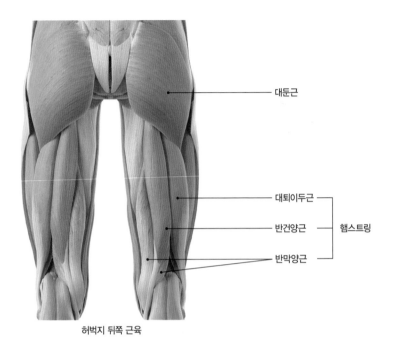

대둔근

대퇴이두근

반건양근

반막양근

햄스트링

허벅지 뒤쪽 근육

근육은 따로 운동이나 스트레칭을 해주지 않아도 일상생활을 통해 기본적인 이완과 수축이 되풀이되면서 근육의 신축성이 유지된다.

그런데 두 개의 관절을 지나는 햄스트링은 일상적인 움직임만으로는 충분한 이완과 수축이 되지 않는다. 두 개의 관절이 특정한 방향으로 동시에 움직여야 근육이 펴지기 때문이다. 햄스트링이 쭉 펴지기 위해서는 고관절은 구부리고, 무릎관절은 펴야 하는데, 일상적인 동작에서 이런 자세가 나오기는 쉽지 않다. 따라서 의도적으로 특정 자세로 스트레칭을 해주어야 햄스트링의 신축성이 유지된다.

무엇보다 의자에 앉게 되면 무릎이 굽혀지면서 햄스트링이 짧아진다. 문제는 그런 자세로 오랫동안 앉아 있게 되면 햄스트링이 짧아진 상태로 굳어지면서 신축성이 떨어지게 된다. 그러다 보면 고관절이 뻣뻣하다는 것을 느끼게 되고 고관절의 가동 범위도 줄어든다.

햄스트링의 유연성이 더 떨어지면 고관절과 무릎에 통증이 생기는데, 이때 고관절에 생기는 통증은 대개 허리 문제인 것처럼 보일 수 있다. 이런 상황을 막기 위해서는 스트레칭을 통해 햄스트링을 늘려 주어야 한다.

이처럼 고관절 건강과 스트레칭은 밀접한 관계가 있다. 그러므로 정확한 동작으로 규칙적인 스트레칭을 해주는 것이 무엇보다 중요하다.

햄스트링 3방향 스트레칭

① 반듯하게 눕는다.

② 스트레칭하고자 하는 발바닥에 긴 밴드를 걸어준다.

③ 양손으로 밴드를 당겨 다리를 들어올린다. 이때 무릎이 구부러지지 않아야 한다.

④ 허벅지 뒤 근육이 스트레칭되는 느낌이 들 때까지 최대한 들어올린 뒤 15초 정도 버틴다.

⑤ 몸의 정면, 바깥쪽, 안쪽 세 방향으로 다리 위치를 바꾸어 가며 스트레칭한다.

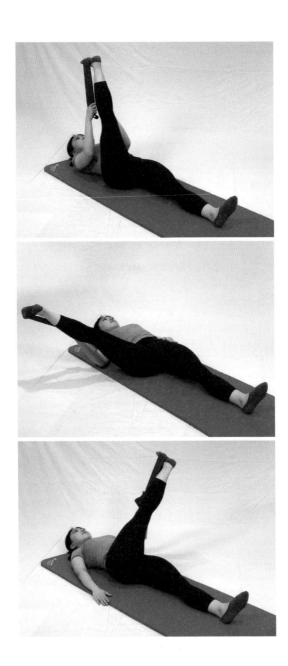

고관절 혁명

02

고관절이 튼튼하고 유연하면
어떤 효과가 있을까?

──── 크고 작은 부상을 막을 수 있다

고관절이 유연하면 고관절과 주변 조직에 대한 부담이 줄어들어 근육과 인대에 가해지는 스트레스를 분산시킬 수 있다. 그 결과 전체적으로 몸이 유연해지면서 부상의 위험이 줄어든다.

──── 관절 통증이 줄어든다

고관절이 우리 몸의 중심 관절인 만큼, 고관절 유연성이 좋아지면 전체적으로 다른 관절의 유연성도 좋아지면서 관절 통증이 줄어든다.

균형과 안정성이 좋아진다

고관절 주변의 근육과 인대는 우리 몸의 균형과 안정성을 유지하는 데 중요한 역할을 한다. 따라서 고관절이 유연하면 근육과 인대의 움직임이 효율적으로 작동해 몸의 균형이 잘 유지되고, 더욱 안정적이 된다.

일상의 움직임이 좋아진다

유연한 고관절은 일상생활에서의 움직임을 원활하게 한다. 예를 들어, 바닥에 있는 물건을 줍거나 자동차에서 내리거나 탈 때, 몸의 움직임이 한결 부드럽다. 무엇보다 앉아 있다가 일어서서 움직일 때 특별한 불편감을 느끼지 않게 된다.

운동 기능이 좋아진다

어떤 스포츠든 고관절이 유연해야 기능이 향상된다. 반대로 고관절이 유연하지 못하면 스포츠 활동이 제약받게 되고, 그런 상황에서 무리하게 되면 부상을 당하기 쉽다. 따라서 운동하기 전 충분한 스트레칭을 통해 고관절의 유연성을 확보하는 것은 무엇보다 중요하다.

주의할 것도 있다. 고관절의 유연성을 유지하거나 향상시키기 위해 적절한 스트레칭은 반드시 필요하지만 과도한 스트레칭은 피해야 한다. 정상적인 가동 범위 안에서 적절한 고관절 스트레칭을 해주는 것이 중요하다.

고관절의 정상 관절 가동 범위(Range of motion)는 다음과 같다. 사진을 참고해 가동 범위 이상으로 스트레칭하지 않도록 조심해야 한다.

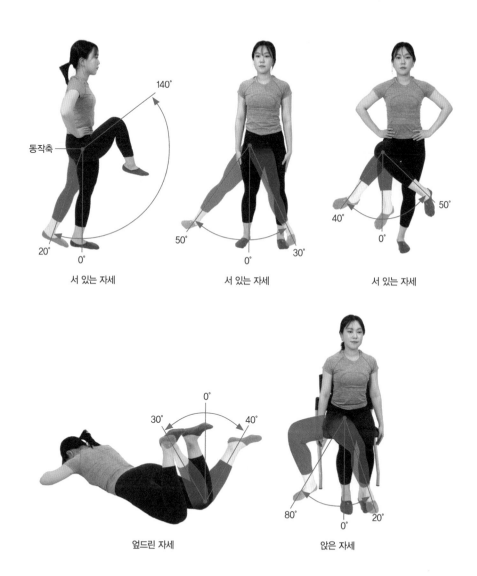

서 있는 자세

서 있는 자세

서 있는 자세

엎드린 자세

앉은 자세

○3

100세 시대를 위한
고관절 스트레칭

── 고관절을 유연하게 하는 굴곡근 스트레칭

굴곡근이란 말 그대로 고관절을 굽힐 때 사용하는 근육이다. 주요 굴곡근은 장요근, 대퇴직근, 봉공근이고, 그 외 고관절 주변의 여러 작은 근육의 도움으로 고관절은 구부리는 기능을 수행하게 된다. 굴곡근이 유연하고 튼튼해야 고관절이 유연해진다.

① 무릎을 꿇은 자세에서 양손을 골반 위에 올리고 한쪽 다리를 앞으로 내민다.

② 앞으로 내민 다리와 골반을 앞으로 천천히 이동시켜 준다.

③ 뒤에 있는 다리의 허벅지 앞쪽이 스트레칭되는 것을 느끼며 10초 정도 자세를 유지한 뒤 원래 자세로 돌아간다.

④ 가슴이 앞으로 과도하게 나오지 않도록 조심하며 10회 반복한다.

⑤ 반대쪽 다리도 같은 방법으로 스트레칭한다.

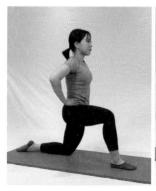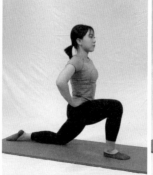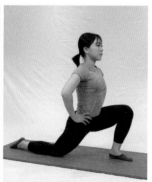

고관절을 튼튼하게 하는 신전근 스트레칭

신전근이란 고관절을 바르게 펼 때 사용되는 근육이다. 대둔근과 햄스트링이 여기 속한다. 햄스트링 스트레칭은 p 239를 참고하고, 여기서는 대둔근 스트레칭을 살펴보자.

대둔근은 우리 몸에서 가장 큰 근육으로, 엉덩이 뒤쪽에 있다. 대둔근의 작용으로 허벅지를 펴고, 다리를 바깥으로 돌리는 기능이 가능하다. 대둔근이 뻣뻣하면 골반을 후방경사지게 만들어 일자 허리가 되게 하고 고관절이 불안정해진다.

① 한쪽 발을 ㄱ자로 접은 다음 엎드린다.

② 몸을 앞으로 천천히 숙여 대둔근이 늘어나게 한다.

③ 몸을 최대한 굽힌 뒤 5초 정도 정지했다가 풀어준다.

④ 다리를 번갈아 가며 5회 3세트 반복한다.

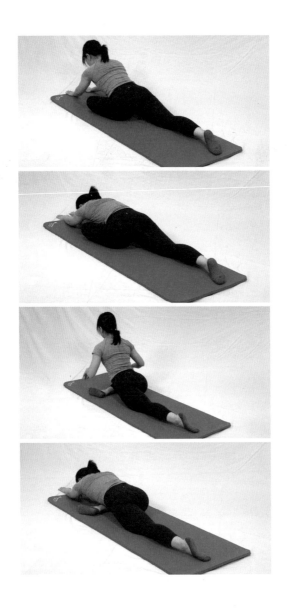

※ p 112 엎드려 대둔근 강화하기도 도움이 된다.

고관절을 안정화시키는 외전근 스트레칭

외전근은 엉덩이 부근의 중둔근, 소둔근 등을 일컫는데, 이들 근육은 걷거나 달릴 때 골반을 안정화시키기 위해 힘을 함께 모은다. 이 때문에 사람은 바른 자세와 균형을 유지하면서 안정적으로 걷거나 뛸 수 있다.

한편, 외전근 가운데 대퇴근막장근은 무릎관절까지 연결되어 있어 이들 근육이 유연하지 못하면 무릎관절이 영향을 받아 걷는 것이 불편해지기도 한다.

① 한쪽 발은 ㄱ자로 구부리고, 한쪽 발에 요가링을 걸어 45도로 뻗는다.

② 한쪽 손으로 요가링을 당긴 상태에서 5초 정도 정지한다.

③ 몸을 반대쪽으로 비틀어 준 뒤 10초 정도 정지한다.

④ 양쪽 다리를 번갈아 가며 5회 3세트 반복한다.

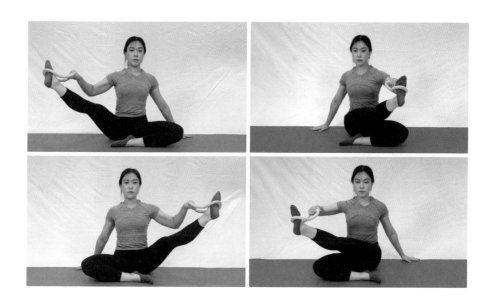

━━━ 자세를 바르게 하는 내전근 스트레칭

내전근은 허벅지 안쪽에 있는 대내전근, 장내전근, 단내전근, 치골근, 박근 등 다섯 개의 근육을 일컫는 말이다. 이들 내전근의 힘으로 허벅지를 안쪽으로 돌릴 수 있고, 다리를 들어 올렸다 내리는 기능을 수행할 수 있다. 내전근은 움직이는 동안 골반과 허리를 안정시켜주고 바른 자세를 취하게 하는 역할도 한다.

① 다리를 앞뒤로 넓게 벌리고 선다.

② 뒤에 있는 다리의 무릎을 펴준 상태에서 발목을 몸 바깥쪽으로 최대한 돌린다.

③ 골반을 정면으로 한 다음 앞쪽 다리를 천천히 구부려 10초 동안 유지한다.

④ 반대쪽 다리도 같은 방법으로 시행한다. 각 3세트 반복한다.

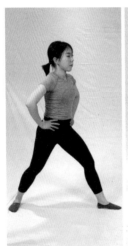 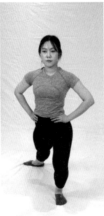 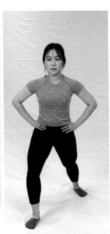 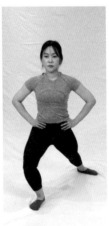

━━━ 몸의 움직임을 부드럽게 하는 외회전근 스트레칭

외회전근이란 말 그대로 고관절을 바깥으로 돌리는데 사용하는 근육이다. 이상근, 상쌍자근, 내폐쇄근, 하쌍자근, 대퇴방형근, 외폐쇄근 등 여섯 개의 작은 근육들이 외회전근이다. 이 근육들이 유연하고 튼튼해야 몸의 움직임이 자연스럽다. 외회전근이 유연하지 못하면 방향을 바꿀 때 불편하거나 통증이 생기고, 걸을 때 몸이 어눌해진다.

① 허리를 반듯하게 펴고 앉은 다음, 한쪽 다리를 반대쪽 무릎 위에 올려놓는다.

② 올려놓은 무릎을 몸쪽으로 당겨준다.

③ 무릎을 당기는 쪽 엉덩이 부위가 늘어나는 느낌에 집중한다.

④ 허리를 숙이지 않도록 주의하며 10초 동안 유지한다.

⑤ 반대쪽 다리도 같은 방법으로 스트레칭한다. 각각 5회 반복한다.

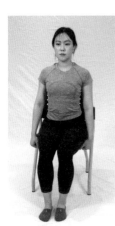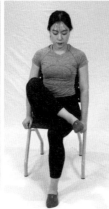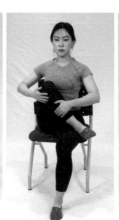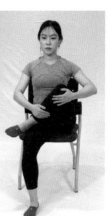

3장

고관절을 튼튼하고 유연하게
만드는 운동법 – 근력 운동

01

고관절에
왜 근력 운동이 중요한가?

고관절은 주변의 여러 근육의 활성화를 통해 움직인다. 따라서 근육이 부족하다거나, 근육이 약해지면 고관절이 제 기능을 못 한다. 심하면 걷기 같은 최소한의 움직임조차 힘들어질 수 있다.

고령의 환자들이 관절과 무관한 병으로 입원해 오랫동안 누워 지내다 보면 병이 나아도 걷는 기능을 상실하는 경우가 있다. 뼈와 고관절에는 아무 이상이 없다고 해도, 근육이 줄어들면서 고관절을 잡아주는 힘이 약해져 제대로 몸을 일으켜 세울 수가 없고, 일으켜 세운다 해도 근육의 이완력과 수축력이 약해져 관절을 움직이지 못하게 되면서 걷는 기능이 약해지게 되는 것이다.

고관절 골절 위험을 높이는 근감소증

사람의 근육은 나이가 들어갈수록 줄어든다. 근육의 양은 20~30세 때 최고치에 도달했다가 점점 줄어드는데, 60세까지는 10년마다 15%씩 감소하고, 60세가 넘어가면 10년마다 30%씩 감소한다. 따라서 운동을 통해 근육의 양을 보호하지 않으면 근감소증을 피할 수 없다.

근육의 양이 줄어들면 가장 먼저 위협받는 것이 뼈다. 사람의 뼈는 기본적으로 근육으로 보호받고 있기 때문이다. 따라서 근육의 양이 적은 사람은 그렇지 않은 사람에 비해 골절의 위험이 훨씬 크다. 골다공증 환자의 골절 위험이 큰 것과 비슷하다.

나이가 들수록 근육의 양이 줄어들고, 약해지는 것은 자연스러운 현상이지만 그 정도가 심하면 근감소증이 된다. 2016년 미국 질병통제예방센터는 근감소증에 질병 코드를 부여하기 시작했다. 근육의 양이 감소하는 것을 노화의 일반적인 과정으로 보는 대신 하나의 질병으로 보기 시작한 것이다.

실제로 근감소증 진단을 받은 사람은 그렇지 않은 사람에 비해 넘어질 위험이 2.5배 높다. 근육의 힘이 부족하다 보니 고관절을 잡아주는 힘이 약하고, 그 결과 같은 조건에서 넘어질 위험이 커지는 것이다. 근감소증 진단을 받은 노인은 그렇지 않은 노인보다 사망률이 3배 이상 높다는 연구 결과도 있다. 근육의 감소가 전반적으로 건강을 위협한다는 뜻이다.

사람의 몸에는 600여 개의 근육이 있다. 음식을 먹으면 당의 3분의 2가 이들 근육에 저장된다. 근육은 이 당을 에너지원으로 사용하면서 몸을 움직인다. 그런데 근육의 양이 줄어들면 그만큼 당 흡수율과 당 사용량이 줄어든다.

근육에 흡수되지 못한 당은 혈액 속에 쌓이면서 당뇨병 증상을 악화시키거나, 새로운 당뇨병을 만들어 낸다. 실제로 근감소증 진단을 받은 사람은 그렇지 않은 사람에 비해 당뇨병 발병률이 3.9배 이상 높다. 게다가 고혈압 발병률도 2.7배 이상 되므로 근육의 양이 우리 몸에 미치는 영향은 생각보다 크다.

═══ 고관절을 튼튼하게 하는 근력 운동

운동을 하면 근육을 이루는 근섬유에 미세한 상처가 생긴다. 이때 주변에 있던 위성세포들이 손상된 부위로 모여든다. 위성세포란 근육세포 안에서 활동하는 일종의 재생세포로, 손상을 입은 근육을 치료하는 역할을 한다.

손상된 근육 부위에 모여든 위성세포들은 근육을 치료하기 시작한다. 이때 재료로 사용하는 것이 단백질이다. 위성세포들과 단백질은 손상된 세포에 차곡차곡 쌓이면서 증식 과정을 되풀이한다. 그 결과 손상된 근육은 치유가 되고, 단백질이 쌓이면서 근육은 조금씩 두꺼워지고 튼튼해진다.

'허벅지가 굵을수록 건강하게 오래 산다'는 말이 있다. 허벅지 근육이 발달한다는 것은 이들 근육이 고관절을 튼튼하게 잡아주어 궁극적으로 고관절의 기능이 원활해진다는 것을 뜻한다. 실제로 허벅지 근육은 몸의 균형을 잡고, 몸을 지탱하는 중심 기능을 수행한다. 따라서 이 말은 '고관절이 튼튼한 사람이 건강하고 오래 산다'는 의미와 같다고 할 수 있다.

퇴행성 고관절염을 앓는 환자들 대부분은 허벅지 근육이 약하다. 허벅지 근육이 약하다 보니 고관절만으로 체중을 떠받치게 되고, 그 과정에서 연골 손상이 가속화되어 퇴행성 고관절염이 발생하고 심화되는 것이다.

간단한 근감소증 테스트

다리와 손힘으로 알아보는 근감소증

팔짱을 낀 채 의자에 앉았다가 바로 일어난다. 5회를 실시하는데 12초가 넘어가거나, 6미터를 걸어가는데 6초 이상 걸린다면 근감소증 위험이 있는 것으로 보면 된다.

손힘은 시중에 파는 악력기로 테스트할 수도 있다. 악력을 측정했을 때, 남자 28킬로그램 이상, 여자 18킬로그램 이상이 안 되면 근감소증 위험이 있다는 신호다. 근육의 양이 줄어들면 가장 먼저 근력이 약해진다.

종아리 두께로 알아보는 근감소증

종아리의 가장 볼록한 곳 둘레는 근감소증의 지표다. 종아리는 지방이 적고 근육이 풍부한 곳으로, 전신 근육의 축소판이다. 한국인의 경우 종아리 둘레가 남자 34센티미터 미만, 여자 33센티미터 미만이면 근감소증일 가능성이 크다.

02

근감소증 예방을 위한
생활습관

근감소증을 막을 수 있는 것은 운동과 충분한 영양 섭취다. 모든 운동이 나름대로 효과적이겠지만 그 가운데서도 가장 좋은 것은 저항성 운동이다. 저항성 운동이란, 근육의 수축과 이완을 반복시키는 운동이다. 헬스장에 있는 대부분의 운동기구가 여기에 해당한다.

그렇다고 꼭 헬스장에 가야 하는 것은 아니다. 집에서도 충분히 할 수 있다. 자신의 몸에 알맞은 아령을 든다거나 스쿼트, 발뒤꿈치 들기 같은 운동을 꾸준히 해주면 근육 감소를 막을 수 있다.

근감소증은 기본적으로 노화가 원인이지만 반드시 노화가 원인인 것만은 아니다. 당뇨나 간질환, 심장질환, 신부전 같은 만성질환이 근감소증을 유발하거나 악화시킨다. 따라서 이런 기저질환들을 잘 관리하는 것도 중요하다.

근감소증은 노인에게서 많이 나타나지만, 예방은 젊었을 때부터 해야 한다. 오랜 시간에 걸쳐 천천히 진행되므로 회복하는 데도 시간이 오래 걸리기 때문이다. 따라서 나이 들어 시작하면 늦을 수 있다. 가장 좋은 것은 젊었을 때 근육을 충분히 만들어 놓고, 나이가 들어가면서 근육의 양이 줄어드는 속도를 최대한 줄이는 것이 좋다.

근육 감소를 줄이기 위한 단백질 섭취

근력을 키우는 운동과 함께 해야 할 것이 충분한 단백질 섭취다. 근력 운동을 아무리 열심히 한다고 해도 근육을 만드는 기본 재료가 없다면 소용이 없다.

일반적으로 사람의 몸에 필요한 단백질은 체중 1킬로그램당 1그램이다. 따라서 몸무게가 60킬로그램인 사람이라면 하루에 60그램 정도의 단백질을 섭취해야 한다. 하지만 근감소증 진단을 받은 경우라면 체중 1킬로그램당 1.5그램 정도의 단백질을 섭취하는 것이 좋다.

우리가 일상적으로 먹는 음식에 단백질이 들어 있으므로 균형 잡힌 식단으로 하루 세 끼를 먹는다면 단백질 부족을 염려할 필요가 없다. 그렇지만 현대인들은 균형 잡힌 식단으로 하루 세끼를 모두 먹기 힘든 만큼, 식품별 단백질 함량이 어느 정도인지 알아두고 신경 써서 섭취하면 도움이 된다.

100그램당 단백질 함량

항목	(단위: g)
소고기(장조림용)	24.2
안심(스테이크)	20.7
돼지고기 목살	20.2
안심	14.1
등심(돈가스용)	21.1
삼겹살	17.2
닭고기 가슴살	23
달걀 1개	13
참치(캔)	26.53
동태	20

항목	(단위: g)
고등어	19.4
꽁치	23.8
조기	19.2
갈치	18
과메기	36.1
오징어	18.2
새우	18.4
연어	20.6
두부 1모	30
우유	3.6

03

100세 시대를 위한
고관절 근력 강화 운동

힘차게 걷게 하는 신전근 강화 운동

신전근(대둔근과 햄스트링)이 튼튼하면 고관절이 안정되면서 상체의 무게를 하체가 안정적으로 흡수한다. 그 결과 바른 자세를 유지할 수 있고, 힘차게 걸을 수 있다. 또 무릎으로 향하는 하중이 줄어들어 움직일 때 무릎관절이 받는 부담이 적다. 걷는 모양이 반듯하고 힘 있는 사람들은 대개 신전근이 튼튼한 사람들이다.

① 반듯하게 누운 뒤 무릎을 세운다.

② 무릎, 골반, 어깨가 일직선이 될 수 있는 만큼 (고관절에 통증이 없는 범위까지) 엉덩이를 들어 올려준다.

③ 3초 동안 자세를 유지한 뒤 천천히 엉덩이를 내린다. 8~12회 3세트 반복한다.

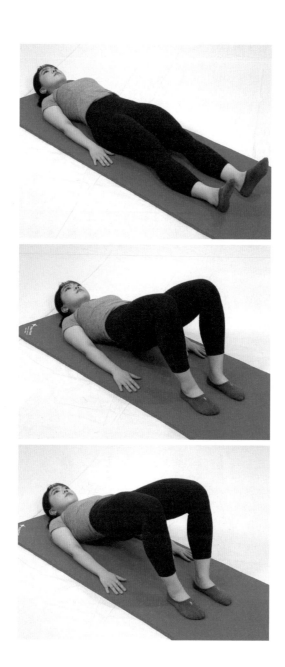

몸을 유연하게 만드는 외회전근 강화 운동

엉덩이 쪽에는 고관절을 여러 방향으로 자유롭게 움직이게 하는 작은 근육들이 많다. 이들 근육이 튼튼하면 몸의 움직임이 유연하고, 운동을 하거나 일상생활에서 예상치 못한 상태에서 고관절에 큰 힘이 가해졌을 때도 잘 다치지 않는다.

① 의자에 허리를 펴고 반듯하게 앉는다.

② 다리 사리에 쿠션이 있는 공을 끼우고 무릎과 고관절을 안정되게 한다.

③ 한쪽 다리를 내회전시켜 몸 바깥으로 당겨준다. 이때 골반이 들리거나 몸이 틀어지지 않게 조심한다.

④ 반대쪽 다리도 동일한 방법으로 당겨준다. 10회 3세트 반복한다.

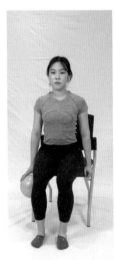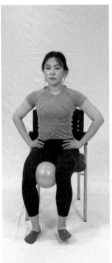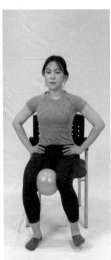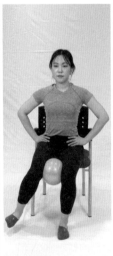

━━━ 허리와 무릎을 튼튼하게 하는 외전근 강화 운동

외전근(엉덩관절 벌림근)이 튼튼하면 바른 자세와 균형을 유지하기 쉽고, 안정적으로 걷거나 뛸 수 있다.

① 옆으로 누워 다리를 90도 구부려 준다.

② 두 발을 고정한 상태에서 엉덩이 힘으로 무릎을 들어 올려준다.

③ 골반이 뒤로 넘어가지 않도록 주의하며 10회 반복한다.

④ 반대쪽 다리도 동일한 방법으로 시행한다.

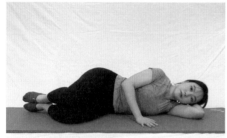
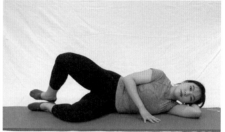
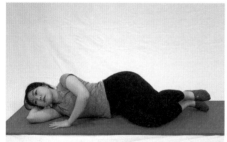
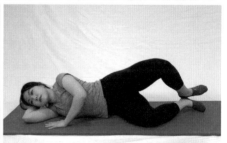

※ 무릎에 탄력 밴드를 묶어 강도를 높일 수 있다.

━━ 골반과 허리를 안정화시키는 내전근 강화 운동

내전근이 튼튼하면 골반과 허리가 안정되고, 자세가 바르게 된다.

① 바로 누운 상태에서 무릎을 90도로 세운다.

② 무릎 사이에 쿠션이 있는 공을 끼운다.

③ 허벅지 안쪽에 힘을 주어 양 무릎으로 공을 눌러준다.

④ 두 무릎이 평행 상태를 유지할 수 있도록 한다.

⑤ 5초 동안 힘주어 누르기를 10회 3세트 반복한다.

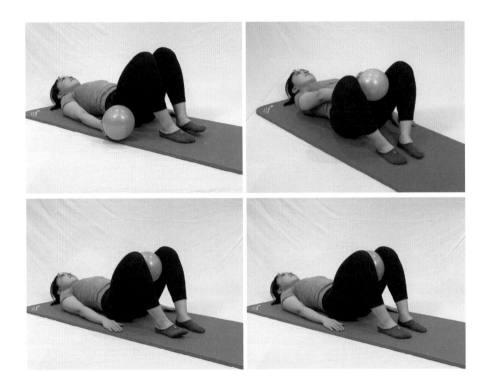

몸의 중심을 잡아주는 코어 근육 강화 운동

코어 근육은 우리 몸의 중심부인 척추, 골반, 복부를 지지하는 근육으로 횡격막, 복횡근, 골반기저근, 다열근을 말한다. 코어 근육이 튼튼해야 척추의 정렬이 가지런해지면서 전체적으로 몸이 안정적이 되고, 몸의 움직임도 안정적이 된다.

코어 근육이 강하고 안정되면, 고관절 주변의 인대와 연골이 보호되면서 고관절의 부담이 줄어든다. 또한 고관절의 움직임을 좀 더 정확하고 안정적으로 조절할 수 있어 움직일 때 부상의 위험이 줄어든다.

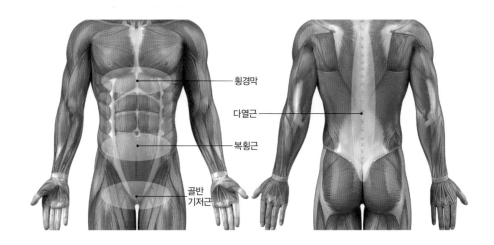

슈퍼맨 운동

엉덩이와 허벅지 뒤 근육들을 튼튼하게 하는데 효과적인 운동이다.

① 편안하게 엎드린다.

② 몸을 가볍게 좌우로 흔들어 고관절을 반듯하게 해준다.

③ 배를 바닥에 붙인 상태에서 팔과 두 다리를 뻗어 위로 올린다. 엉덩이가 최대한 수축되는 지점

　까지 (괄약근이 꽉 조이는 느낌이 들 때까지) 올려주는 것이 좋다.

④ 3~5초 유지한 후 천천히 몸을 내린다. 10회 3세트 반복한다.

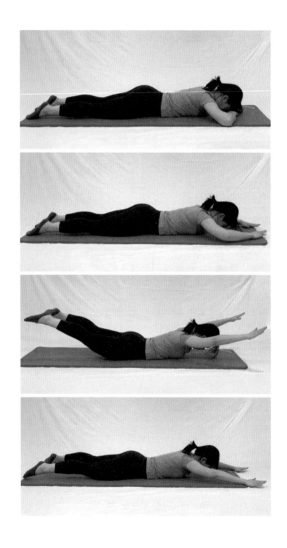

컬업 운동(curl-up)

척추를 무리하게 하지 않으면서 복근을 강화시킬 수 있는 운동이다.

① 허리의 중립 자세를 확인하기 위해 한쪽 팔을 허리 밑으로 넣는다.

② 반대쪽 팔로 머리 뒤쪽을 감싼다.

③ 한쪽 다리는 구부리고 반대쪽 다리는 곧게 편다.

④ 턱을 당긴 상태에서 어깨 뒤쪽이 살짝 들릴 정도로 상체를 들어 올린다. 이때 척추가 굽지 않

　도록 주의한다.

⑤ 2초 동안 자세를 유지하고 천천히 원래 자세로 돌아간다. 10회 3세트 반복한다.

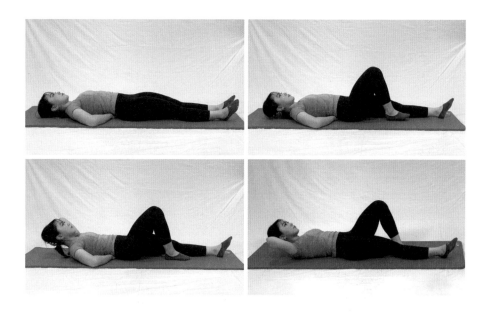

※ p 130 사이드 브릿지 운동도 도움이 된다.

═══ 고관절과 허리 통증을 줄이는 굴곡근 강화 운동

굴곡근이란 다리를 끌어당겨 고관절을 접게하는 근육으로, 장요근과 대퇴근막장근, 봉공근이 이에 해당한다. 이 중에서도 가장 중요한 역할을 하는 것이 장요근이라 할 수 있다. 굴곡근이 튼튼하고 유연하면 고관절과 허리 통증이 줄고, 고관절을 유연하게 움직일 수 있다.

① 반듯하게 눕는다.

② 두 발등에 밴드를 걸치고 양쪽 발을 교차하며 스트레칭한다.

③ 뻗는 발은 완전히 펴지게 하고, 굽히는 발은 무릎이 90도로 꺾이게 한다.

④ 15회 3세트 반복한다.

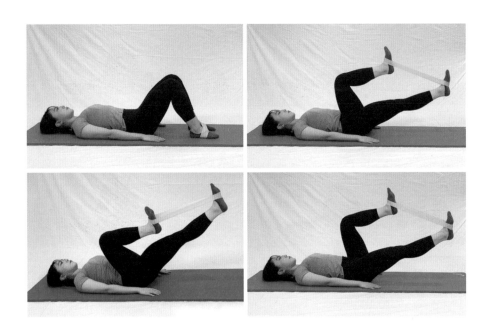

내 마음속의 환자 :
백혈병을 앓았던 스물셋의 청년

어느 날 앳되어 보이는 젊은 청년이 어머니와 함께 진료실에 들어왔다. 청년은 다리를 심하게 절었다. 두 사람의 표정이 무척 어두웠는데, 어머니가 조심스럽게 청년의 상황에 대해 이야기했다.

청년은 백혈병 진단을 받아 오랫동안 치료를 받은 모양이었다. 그 과정에서 스테로이드 처방을 많이 받았다고 했다. 다행히 백혈병은 완치가 되었는데, 왼쪽 고관절 통증이 너무 심해 똑바로 걸을 수 없다고 했다. 이 때문에 청년의 주치의인 혈액종양내과 교수님이 내게 진료를 받아 보라고 해서 왔다고 했다.

절뚝거리는 정도로 보아 고관절 상태가 상당히 안 좋은 것 같았다. 아니나 다를까, 사진을 찍어 보니 왼쪽 고관절에 무혈성괴사가 많이 진행되어 연골뿐 아니라 뼈까지 심하게 닳은 상태였다. 통증이 무척 심했을 텐데, 그동안 백혈병 치료를 받느라 미처 신경을 쓰지 못한 것 같았다.

걱정이 가득한 두 사람의 얼굴을 보면서, 우선 조금이라도 안심을 시켜 주는 것이 좋을 것 같았다. 나는 청년의 상태에 대해서는 아무 말 하지 않고, 인공 고관절 수술 후 잘 걸어 다니는 사람들의 동영상을 보여주었다. 동영상에 등장하는 사람들은 수술 전에는 제대로 일어서지도 못했을 만큼 상태가 안 좋았던 사람들도 있었다. 동영상을 보고 난 뒤 두 사람은 조금 편안한 얼굴이 되었다. 그제야 나는 청년의 치료 방법에 대해 조심스럽게 이야기했다. 수술은 반드시 해야 하고, 수술하고 나면 다른 20대 청년들처럼 잘 걸을 수 있다고 이야기했다.

나이가 아직 젊지만 요즘 사용하는 세라믹 소재의 인공관절은 반영구적으로 사용할 수 있으므로 적절히 관리하면 평생 재수술하지 않아도 된다며 안심을 시켜 주었다. 그런데도 두 사람은 여전히 걱정스러운 얼굴이었다.

진료실 밖에 대기 환자가 많았지만 30분 이상 시간을 들여 두 사람이 충분히 안심할 수 있도록 최대한 자세히 설명했다. 그러자 마침내 수술에 동의했다. 그리고 2주 후 수술 날짜를 잡았다.

수술실에서 청년의 고관절을 직접 확인한 나는 무척 놀랐다. 연골이 닳은 상태에서 치료도 받지 않고 계속 사용하다 보니 대퇴골두뿐 아니라 비구 전체가 다 망가진 상태였다. 그 상태에서 백혈병 치료까지 받았을 것을 생각하니 그동안 청년이 겪어야 했던 고통이 전해지는 느낌이었다.

오랫동안 방치한 탓에 수술이 쉽지 않았다. 뼈와 뼈가 맞닿으면서 고관절 주변의 뼈들이 많이 변형되어 있었기 때문이었다. 우선 변형된 뼈들을 정리했다. 변형된 뼈들을 원래 모양대로 정교하게 정리하지 않고 인공관절 기구를 위치시키면 합병증이 생길 위험이 컸기 때문이다.

시간은 오래 걸렸지만, 수술은 만족스럽게 끝났다. 청년이다 보니 수술 다음 날부터 재활치료와 걷기 연습도 할 수 있었다. 그리고 수술 일주일

째 되는 날, 청년은 건강한 몸으로 퇴원했다.

한 달 후, 청년이 어머니와 함께 진료실에 들어왔다. 청년은 보조기구의 도움 없이 반듯하게 걸었다. 인공 고관절 수술을 받은 사람이라는 표가 전혀 나지 않았다.

청년의 얼굴도 밝았고, 어머니는 이야기 도중 기쁨에 울먹이기까지 했다. 청년의 아버지가 아들이 반듯이 걷는 모습을 보고 눈물을 흘렸다며, 몇 번이나 고맙다고 했다. 행복해하는 두 사람의 모습을 보자 힘들었던 수술 과정이 보람과 긍지로 바뀌는 것 같았다.

청년이 수술한 지도 1년이 넘었다. 최근 외래 진료실에 왔던 청년은 예전보다 더 건강해진 모습이었다. 표정도 밝고 활기찼다. 청년은 친구들과 어울려 운동을 하는 등, 여느 20대 청년과 다를 바 없이 지낸다고 했다.

진료를 마치고 돌아가는 청년의 뒷모습을 보면서 나는 큰 보람을 느꼈다. 1년 전, 청년은 심하게 절뚝거리며 진료실에 들어섰다. 그때의 청년과 지금의 청년은 같은 사람이라 할 수 없을 정도로 많은 것이 달랐다.

나는 그저 불편했던 다리를 치료해 주었을 뿐인데, 청년은 몸이 건강해진 것은 물론이고 마음과 정신까지 더 건강해진 것 같았다. 나의 작은 도움이 청년에게 엄청난 변화를 일으켰다는 생각에 가슴이 뭉클하고 입가에 미소가 번졌다.

4장

튼튼한 고관절을 위한
바른 생활습관

01

고관절 통증을 줄이는
숙면 취하기

미국 공공과학 도서관이 발행하는 국제학술지 〈플러스 원〉에 재미난 분석 결과가
실린 적이 있다. 50세 이상 9,200명을 대상으로 숙면과 관절 건강의 상관관계를
분석한 것이다. 그 결과 수면 시간과 관절 건강이 밀접한 연관이 있다는 사실이 밝
혀졌다.

　9,200명의 사람을 수면 시간에 따라 A, B, C 세 그룹으로 나누었다. A그룹은 수
면 시간이 6시간 이하인 수면 부족 그룹이었고, B그룹은 7~8시간 동안 잠을 자는
수면 적정 그룹, C그룹은 9시간 이상 자는 수면 과다 그룹이었다.

　조사 결과 A그룹 사람들의 관절염 진단 비율은 24.1%였고, C그룹은 21.8%였다.
이에 비해 적정 수면 시간을 가진 B그룹 사람들의 관절염 발병률은 17.6%였다.

　관절 통증이 발생할 확률도 B그룹에 비해 A그룹 사람들은 1.32배, C그룹 사람

들은 1.41배 더 높은 것으로 나타났다. 한마디로 잠을 잘 자지 못하면 관절 건강이 안 좋아질 확률과 관절 통증을 경험할 확률이 그만큼 높다는 이야기다.

그렇다면 잠과 관절이 무슨 관련이 있는 것일까? 고관절을 놓고 보면, 대부분의 고관절 문제는 관절염으로 귀결된다. 따라서 고관절 관련 질병은 궁극적으로 염증성질환이라 할 수 있다. 그렇다면 염증을 잘 다스려야 고관절 건강을 유지하고, 관절 통증에서 벗어날 수 있다는 이야기다.

바로 이 염증과 수면이 밀접한 관계가 있다. 물론 수면과 만성 염증의 인과관계가 아직 완전히 규명되지는 않았지만, 수면 부족이나 수면 장애는 다양한 염증성질환의 '표현형(활성화 또는 비활성화)'을 조절하는 중요한 요인이다.

사람의 몸에서는 여러 가지 항염증 물질과 천연 진통제 역할을 하는 물질이 분비된다. 이런 물질은 모두 잠을 잘 때 분비된다. 또 통증을 유발하고, 통증을 악화시키는 각종 염증 물질은 잠을 자는 동안 분비가 줄어든다. 이렇게 놓고 보면 수면과 고관절 건강이 밀접한 관련이 있는 것은 사실이고, 충분한 수면은 만성 염증을 완화하는 경향이 있다고 할 수 있다.

또 한 가지 눈여겨볼 것은 수면과 근육의 관계다. 고관절 건강은 결국 고관절 주변의 다양한 근육 건강과 밀접한 관련이 있다. 따라서 적절한 근육 건강은 고관절 건강과 직접적으로 관련이 있는데, 수면은 근육 건강과도 밀접한 관련이 있다.

수면은 인간의 입장에서는 가장 정적인 행위지만 근육의 입장에서는 무척 극적인 회복 활동 시간이다. 독일의 뇌 과학자 아힘 페터스는 성인의 수면 활동을 대형 공사판과 비슷하다고 표현했다. 그만큼 잠을 자는 동안 우리 몸에서는 다이나믹한 변화들이 많이 일어난다.

　근육이 발달하기 위해서는 중요한 세 가지 요소가 있다. 운동과 영양, 그리고 휴식이다. 근육은 운동을 통해 수축과 이완을 되풀이할 때 성장한다. 이때 필요한 호르몬이 성장 호르몬이다.

　우리 몸에서 성장 호르몬이 활발히 분비되어야 근육이 활발하게 성장한다. 이 성장 호르몬은 잠을 자는 동안 분비되고 낮에는 거의 분비되지 않는다. 따라서 밤에 잠을 충분히, 그리고 잘 자야 근육이 회복되면서 발달하게 된다.

　잠을 충분히 잘 자지 못하게 되면 낮에 근육 운동을 잘할 수 없을뿐더러, 무리를 해서 한다고 해도 성장 호르몬의 부족으로 근육 성장이 제대로 이뤄지지 않는다. 그러므로 고관절 건강을 위해서 좋은 수면 습관을 갖는 것 또한 중요하다.

02

어깨 관절까지 틀어지게 하는
짝다리 하지 않기

전철을 타 보면, 서 있는 사람들 가운데 많은 사람이 짝다리를 한 채 스마트폰을 본다. 대부분의 사람이 별 생각 없이 짝다리를 하지만, 사실 짝다리가 고관절에 미치는 영향은 크다.

짝다리를 하면 한쪽 고관절은 올라가고 다른 쪽 고관절은 내려간다. 그렇게 되면 몸은 균형을 맞추기 위해 내려간 고관절 쪽 어깨를 올리게 된다. 결국 짝다리로 인해 고관절과 어깨관절이 모두 틀어지게 된다.

짝다리는 관절만 틀어지게 하는 것이 아니라 고관절 주변의 근육도 변형시킨다. 예컨대 엉덩이 옆 양쪽에 중둔근이 있다. 이 근육은 서 있거나 걸을 때 균형을 잡아주는 중요한 근육이다. 그런데 짝다리를 하게 되면, 짝다리 한쪽 중둔근이 짧아지게 된다. 습관적으로 짝다리를 하게 되면 짧아진 채로 굳게 되는데, 그렇게 되면 나중에는 똑바로 서면 오히려 불편감이 느껴진다. 이미 한쪽 근육이 짧아져 버렸기 때문이다.

짧아진 만큼 고관절이 틀어지게 되는데, 그 상태에서 걷게 되면 비딱한 자세가 된다. 그때쯤 되면 고관절에서 비롯된 만성적인 허리 통증이 나타날 수 있고, 심하면 무릎 통증도 생긴다.

03

고관절이 틀어진 채 걷게 하는
한쪽 어깨에만 가방 메지 않기

오른쪽 어깨에 가방을 메면 무의식적으로 오른쪽 어깨가 뒤로 빠진다. 그와 동시에 왼쪽 골반이 앞으로 나가게 된다. 그 상태에서 걷게 되면 고관절이 약간 틀어진 채 걷는 꼴이 된다. 어깨에 멘 가방이 무거우면 무거울수록 어깨는 뒤로 더 많이 빠지고, 고관절 틀어짐은 더 심해진다.

고관절이 틀어진 채 걸으면 앞으로 튀어나온 고관절 주변의 근육은 늘어나고 뒤로 빠진 고관절 주변의 근육은 짧아진다. 처음에는 고관절의 모양에 맞게 근육이 늘어나거나 짧아지지만, 그런 상태가 지속되면 나중에는 근육 길이에 맞게 고관절이 굳어지게 되면서 고관절이 틀어진다. 전체적으로 골격이 뒤틀린 사람들은 대부분 이런 과정을 거쳐 틀어진 자세가 되었다고 할 수 있다.

가방을 메지 않은 상태에서 그런 자세로 걸으면 스스로도 이상하고, 보는 사람도 이상하지만, 가방을 메고 있다 보니 잘 알아차리지 못한다. 하지만 그런 상황이 되풀이되면 한쪽 근육은 늘어나고 다른 쪽 근육은 줄어들면서 점차 골격이 비틀어진다는 사실을 알아야 한다.

따라서 늘 가방을 메고 다닐 수밖에 없는 상황이라면 왼쪽과 오른쪽 어깨에 번갈아 가면서 메는 것이 좋다. 아주 가벼운 가방이라 해도 그렇게 하는 것이 고관절의 틀어짐을 막을 수 있다. 그보다 더 좋은 것은 양쪽 어깨로 가방을 메는 것이다.

04

골반을 경사지게 해
척추를 망가뜨리는 하이힐 신지 않기

뒷굽 높이가 7.5센티미터인 하이힐을 신으면 체중의 76%가 앞꿈치에 가해진다는 실험결과가 있다. 많은 힘이 앞꿈치에 실리게 되면 바른 자세로 섰을 때 몸이 앞으로 넘어지게 된다. 이것을 막기 위해 고관절은 앞으로 경사지게 기울어진다. 그래야 넘어지지 않고 똑바로 설 수 있기 때문이다. 이것이 전방경사다.

골반의 전방경사가 심하면 넘어지지 않기 위해 허리를 과도하게 세울 수밖에 없다. 그렇게 되면 척추에 다양한 문제가 생길 수 있다. 허리 통증을 비롯해 척추관협착증, 요추 신경 압박, 불균형한 자세 같은 것이 대표적이다.

척추도 여러 개의 뼈가 관절을 이루고 있지만 다른 관절과 달리 움직임이 크지 않다. 아주 튼튼한 인대가 뼈와 뼈를 강하게 붙잡고 있기 때문이다.

그런데 하이힐을 신어 허리를 과도하게 세우게 되면 척추가 앞으로 밀리게 되고, 하이힐을 벗으면 다시 원래대로 되돌아간다. 이런 과정을 자주 되풀이하면 어떻게 될까? 척추는 안정적인 상태에서 움직임이 거의 없어야 하는데 밀렸다가 들어가기를 되풀이하는 과정에서 척추뼈를 잡아주던 인대의 탄력성이 약해지면서 헐거워진다.

척추 인대가 헐거워지면 뼈 사이에 있는 물렁뼈가 튀어나오게 된다. 물렁뼈가 튀어나오면 신경을 자극하게 되면서 통증이 생긴다. 이것이 흔히 말하는 디스크다. 이처럼 하이힐을 습관적으로 신게 되면 고관절이 뒤틀리면서 결국에는 척추에 문제를 일으킨다. 그러므로 가능하면 하이힐은 피하는 것이 좋고, 불가피하게 신어야 하는 사람이라면 기회가 되는대로 편안한 신발로 갈아 신는 것이 좋다.

05

튼튼한 고관절을 위한
좋은 식생활 습관

2019년 한 해 동안 관절 관련 질병으로 병원을 찾아 치료를 한 사람이 400만 명에 달한다는 통계가 있다. 우리나라 인구를 5천만 명으로 잡았을 때, 거의 10분의 1에 해당한다. 이처럼 많은 사람이 관절과 관련한 질병에 걸리다 보니 관절 관련 질병을 국민 질병이라고 말하기도 한다.

예전에는 관절 관련 질병은 나이가 들면 생긴다고 해서 퇴행성 질병으로 분류했다. 하지만 최근 20대 젊은 관절염 환자가 증가하고 있어 더 이상 퇴행성으로는 설명이 안 되는 시점에 왔다. 그렇다면 모든 연령층에서 관절 관련 질병들이 증가하는 것은 무슨 이유일까? 여러 가지 원인이 있겠지만 전문가들은 현대인의 식생활 습관과 밀접한 관계가 있다고 말한다.

외식문화의 발달로 많은 사람이 자극적인 음식을 많이 먹는다. 이때 자극적이라는 것은 달고, 짜고, 매운 음식을 말한다. 이 가운데서 문제가 되는 것이 지나치게 달고, 짠 음식이다. 이런 음식들을 상대적으로 더 많이 먹는 사람들이 20, 30대 젊은층이다.

지나치게 짠 음식을 자주, 많이 먹으면 여분의 나트륨을 몸 밖으로 배출할 때 칼슘도 같이 나가 버린다. 알다시피 칼슘은 뼈를 구성하는 기본 물질이다. 따라서 칼슘을 몸 밖으로 내보내 버리면 칼슘이 부족하게 되고, 뼈가 약해진다. 뼈가 약해지면 고관절이 약해지는 것은 너무나 당연하고, 심할 경우 부러지기도 한다.

그다음으로 안 좋은 것이 당분이다. 당분을 과하게 섭취하면 과체중을 유발해 일차적으로 고관절에 무리를 준다. 게다가 당분은 우리 몸의 칼슘 흡수를 방해한다. 칼슘이 많이 들어있는 음식을 먹는다고 해도, 당분을 지나치게 많이 섭취하면 우리 몸이 칼슘을 효과적으로 흡수하지 못한다는 이야기다.

흡수하지 못하면 칼슘이 풍부한 음식을 많이 먹는다고 해도 소용이 없다. 그러므로 몸에 좋은 음식을 찾아 먹기 전에 지나치게 달고, 짠 음식을 많이 먹지 않는 것이 중요하다.

━━ 고관절에 좋은 음식

고관절의 연골과 주변 근육의 힘줄과 인대는 주요 성분이 콜라겐이다. 따라서 기본적으로 콜라겐이 풍부한 닭발, 족발, 도가니탕, 홍어, 아귀 같은 음식들이 고관절에 좋다.

또 중요한 것이 비타민 D가 풍부한 음식(버섯, 연어, 오렌지, 새우, 시금치, 귤, 시래기, 해조류 등)과 비타민 K2가 풍부한 음식(청국장, 달걀 노른자, 우유, 생선 기름, 소와 돼지의 간

등)을 섭취하는 것이다.

비티민 K2가 우리 몸에서 일으키는 긍정적인 작용은 무척 많다. 비타민 K2는 우선 뼈를 튼튼하게 한다. 비타민 K2가 우리 몸안에서 칼슘의 흡수를 돕고, 칼슘 활용을 촉진시켜 뼈 성장을 촉진시키기 때문이다. 여기서 말하는 칼슘 활용이란 칼슘이 실제로 뼈가 되는 것을 돕는다는 뜻이다.

이외에 또 중요한 것이 항염증 효과다. 사람은 움직이는 동물이기 때문에 몸 곳곳에서 염증이 발생할 가능성이 늘 있다. 이때 비타민 K2는 우리 몸의 염증을 줄여주는 데 중요한 역할을 한다. 따라서 비타민 K2가 풍부한 음식을 많이 섭취하면 뼈가 튼튼해지는 것은 물론이고, 고관절 내에 생긴 염증을 없애 통증을 줄여주기도 한다.

비타민 K2는 어떤 식품에 많이 들어있을까? 발효식품과 유제품에 많이 들어있다. 우리나라 사람들이 일상적으로 많이 먹는 된장과 김치에 많이 들어있고, 우유와 치즈, 달걀에도 많이 들어있다.

06

고관절을 다치게 하는
동작들 하지 않기

고관절 주변에 분포해 추진력과 버티는 힘을 발휘하는 근육들은 크고 튼튼하지만 방향 전환에 관여하는 근육들은 짧고 가늘다. 그러므로 고관절과 주변 근육들이 손상을 입지 않기 위해서는 방향 전환이 이뤄지면서 큰 힘을 써야 하는 동작을 할 때 조심해야 한다.

예를 들어 무거운 물건을 들거나, 순간적으로 강한 힘을 써야 할 때는 바른 자세에서 힘을 줘야 한다. 그렇지 않고 비딱한 자세로 힘을 쓰면 고관절 주변의 작은 근육들에 큰 힘이 가해지면서 손상을 입게 된다.

일상에서 고관절에 좋지 않은 동작들은 다리를 꼬고 앉거나 쪼그리고 앉기, 인어공주 자세로 앉기(일명 W자세) 같은 동작들이다. 이런 동작들은 모두 고관절 주변의 작은 근육들을 사용해 자세를 취하게 된다. 그런데 이런 자세로 오랫동안 있게 되면 작은 근육들이 무리하게 되면서 손상을 입게 된다.

운동을 할 때도 조심해야 한다. 대부분의 운동은 몸을 활발하게 움직이게 된다. 이때 방향 전환을 하면서 큰 힘을 쓸 때가 있는데, 바로 그 순간에 고관절이 손상을 입는다. 대표적인 것이 골프다.

골프는 고관절을 비틀면서 순간적으로 엄청난 힘을 가해 공을 치는 운동이다. 이때 작은 근육들에 큰 힘이 가해지기 때문에 자세가 안정적이지 못하면 근육 손상을 입기 쉽다. 물론 자세가 안정되어 있고, 근력이 강한 숙련된 사람들이라면 다칠 위험은 아주 적다.

테니스, 볼링, 축구, 야구, 태권도 같은 운동도 마찬가지다. 이런 운동 역시 방향 전환과 동시에 큰 힘이 고관절 주변의 근육에 가해지기 때문에 평소 운동을 하지 않던 사람이 이런 운동을 하게 되면 고관절에 손상을 입기 쉽다.

어쩌면 골프보다 더 위험한 것이 이런 운동이라 할 수 있다. 골프는 평소 하지 않던 사람이 갑자기 무리하게 할 가능성이 거의 없다. 하지만 볼링, 축구, 야구는 그렇

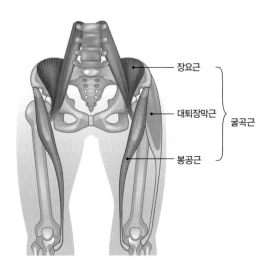

지 않다. 평소 전혀 운동하지 않던 사람도 어쩌다 다른 사람들과 어울려 볼링을 하거나, 축구 경기를 하기도 한다. 또 실내 야구장에서 방망이를 휘두르기도 한다. 이때 조심해야 한다. 자칫하면 고관절 주변의 봉공근을 다칠 수 있기 때문이다.

허벅지 안쪽에는 봉공근이라는, 우리 몸에서 가장 길고 가는 근육이 있다. 봉공근은 골반에서 시작해 고관절과 무릎관절까지 이어지는데, 길고 가는 만큼 고관절과 무릎관절의 방향 전환에 관여한다. 실제로 양반다리 자세를 취하거나 제기차기 같은 동작을 할 때 이 근육이 쓰인다.

봉공근은 큰 힘을 발휘하기보다는 섬세함이 요구되는 동작에 사용되는 근육이라 할 수 있다. 그런데 볼링공을 던지게 되면 순간적으로 봉공근에 큰 힘이 가해진다. 따라서 평소 볼링을 하는 사람이 아닌데 갑자기 무리해서 공을 던지게 되면 손상을 입을 가능성이 크다. 봉공근이 손상을 입으면 힘줄에 염증이 생기고, 고관절에서 허벅지 안쪽과 무릎에 이르기까지 통증이 발생한다.

TIP

관절 영양제의 진실

관절에 좋다는 영양제는 의사들보다 일반인들이 더 잘 알고 있을 정도로 일반화되어 있다. 우리나라에서 가장 많이 팔리는 관절 영양제는 글루코사민, 콘드로이틴, MSM, 초록입홍합, 보스웰리아, 커큐민 같은 것들이다.

그렇다면 이런 관절 영양제들이 정말 광고처럼 관절에 탁월한 효과가 있을까?

결론부터 말하자면 '그렇지 못하다'고 할 수 있다. 만약 이들 영양제가 정말 관절에 탁월한 효과를 낸다면 오래전에 치료제가 되었을 것이다. 하지만 이들 영양제는 계속해서 영양제로 남아 있다. 바로 이것이 효과가 그다지 많지 않다는 것을 스스로 입증하는 증거라 할 수 있다.

영양제 시장이 가장 큰 나라는 미국이다. 미국에 영양제 시장이 크게 형성되어 있는 이유는 비싼 의료비 때문이다. 의료비가 비싸다 보니 병원에 갈 수 없는 사람들이 의사 처방 없이 사서 먹을 수 있는 영양제로 약을 대신하다 보니 생긴 현상이다.

관절 영양제는 미국에서도 많이 팔리는데, 어떤 통계 자료에 따르면 미국의 전체 영양제 시장의 3분의 1이 관절 영양제라고 할 정도다. 사정이 이렇다 보니 이들 영양제에 대해 효과를 연구한 논문들도 무척 많다. 하지만 지금까지 관절 영양제 가운데 장기적으로 관절의 통증 개선과 기능 개선에 유의미한 효과가 있다고 입증된 제품은 거의 없다.

물론 일부 제품 가운데 통증 개선과 기능 개선에 효과가 있다는 것이 밝혀지기는 했지만 모두 일시적인 것으로 그쳤고, 중장기적으로 관절 건강에 효과를 낸다는 것은 밝혀진 바가 없다. 만약 중장기적으로 관절 건강에 유의미한 효과를 내는 영양제가 있다면 치료제로 쓰일 것이기 때문에 앞으로도 효과를 기대할 수 있는 관절 영양제는 나오지 않을 가능성이 크다.

관절 영양제는 그 효과가 입증된 바가 없지만, 관절 건강에 좋다고 의학적으로 입증된 것은 있다. 바로 운동과 체중 감량이다. 이 두 가지는 수많은 의학 논문에서 관절의 염증을 없애고, 기능 개선에도 탁월한 효과가 있다는 것이 입증되었다. 그렇다면 관절 건강을 위해 우리가 어떤 노력을 기울여야 할지 분명해진 셈이다.

5장

고관절 수술 후
관리와 재활 운동

01

고관절 골유합 수술(금속 내고정술) 후
관리와 재활 운동

'대퇴골 전자간 골절'이라 해서 대퇴골 윗부분이 부러진 경우, 부러진 부위에 철심 같은 금속물을 이용해 골절 부위를 단단히 고정해주는 수술을 하게 된다. 그 과정에서 피부를 절개하고 부러진 뼈를 맞추기 때문에 수술 후 어느 정도 통증이 있고, 수술 부위가 심하게 붓기도 한다.

이 때문에 골절 정도나 고정 상태에 따라 2~3일 내지 일주일 정도 누워 있어야 한다. 이때 주의해야 할 점이 많다. 다른 골절과 달리 고관절 골절은 수술 부위를 석고 부목으로 고정하기가 힘들다. 따라서 수술이 잘 끝났다고 해도 심하게 움직이는 것은 금물이다. 담당 전문의의 의견에 따라 차근차근 재활과 걷기 훈련을 진행해야 한다. 그렇지 않으면 문제가 생길 수 있다.

실제로 수술 후 별로 아프지 않다고 퇴원한 환자가 무리하게 농사일을 하다가 2

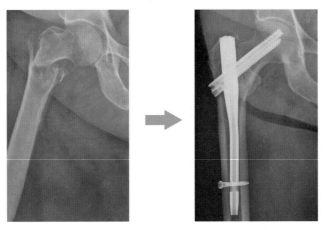

고관절 골유합 수술

주일 만에 수술 부위의 통증이 심해져 다시 병원을 찾아온 경우가 있다. 수술로 고정시킨 뼈가 틀어지면서 통증이 심해진 경우였는데, 이 때문에 다시 수술해야 했다.

한편 수술 부위의 붓기를 빨리 가라앉히기 위해 누워 있는 동안 병원에서 제공하는 베개에 다리를 올려놓고 지내는 것이 좋다. 얼음주머니로 다리를 찜질하는 것도 붓기를 가라앉히는 데 많은 도움이 된다.

━━ 재활 운동

일반적으로 골절 수술 후 6주 정도 지나야 뼈가 붙기 시작한다. 따라서 그전에는 관절 운동보다는 발목 운동이나 보조기를 이용한 걷기 운동과 근력 감소를 막기 위한 가벼운 운동이 좋다.

6주가 지나면 본격적인 관절 운동, 근력 회복과 균형 회복 운동이 필요하다. 그리고 12주 이후에는 근력 강화 운동과 균형 유지 강화 운동을 통해 완전한 일상으로의 복귀를 준비해야 한다. 다만 이것은 일반적인 경우에 해당하고, 환자의 골절 상태나 수술 상태, 환자의 기저질환 등을 고려해 전문의와 상의해 기간은 조정될 수 있다.

━━━ 수술 후 걷기 운동

수술 후 4~6주까지는 보행 보조기나 목발을 이용해 걷기 연습을 한다. 보행 보조기는 수술한 다리에 몸무게가 많이 실리지 않도록 도움을 주는 기구다. 보행 보조기에 체중이 많이 실리기 때문에 상대적으로 수술한 다리에 무게가 많이 실리지 않아 수술 부위의 안정화에 많은 도움이 된다.

다만 보행 보조기를 사용하게 되면 수술 후 한 달 정도는 문턱을 넘거나 계단을 오르내릴 때 불편할 수 있다. 하지만 하체 근력과 균형 감각을 빨리 회복하기 위해 보행 보조기를 이용한 걷기 훈련은 수술 직후부터 안전한 범위 안에서 최대한 많이 해주는 것이 좋다.

보행 보조기 사용 방법은 다음과 같다.

① 보행 보조기를 몸 앞의 편안한 거리에 놓는다.

② 수술 한 다리부터 보행 보조기 쪽으로 옮긴다.

③ 수술 안 한 다리로 한 걸음을 디뎌 수술 한 다리 앞에 놓는다.

④ 다리보다 보행 보조기에 체중이 많이 실리도록 하며 걷는다.

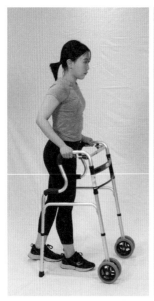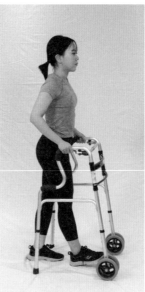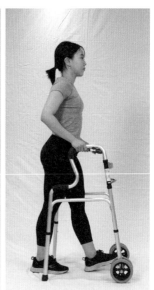

수술 직후 보행 보조기를 이용해 걷기 훈련을 할 때는 가능하면 옆에서 도와주는 사람이 있는 것이 좋다. 걷다가 넘어지면 재골절이나 추가 골절이 발생할 가능성이 크기 때문이다.

그리고 뼈가 완전히 아물기 전에 수술한 다리에 체중이 많이 실리게 되면 수술한 뼈가 틀어지거나 수술을 통해 삽입한 내고정물 주위의 뼈가 손상을 입어 다시 수술해야 할 위험도 있다. 따라서 몸에 하중이 많이 가는 동작이나 충격이 가는 행동은 피해야 한다.

───── 재활 운동의 중요성

수술 후 재활 운동은 통증과 부종을 감소시키고, 고관절의 가동 범위가 줄어드는 것을 예방한다. 수술 후 재활 운동을 게을리하면 고관절의 가동 범위가 좁아져 완전히 회복되어도 움직임이 불편할 수 있으니 재활 운동을 열심히 해야 한다.

재활 운동은 근육이 약해지는 것도 막을 수 있다. 무엇보다 고령의 환자들은 움직이지 않는 시간이 길어지면 근육 손실이 가속화되어 근력이 급격하게 약해진다. 그렇게 되면 운동 기능을 많이 상실할 수 있다. 그러므로 수술 후 빠른 시간 안에 적절한 재활 운동을 통해 근육 손실과 근력이 약해지는 것을 막아야 한다.

한편 재활 운동은 뼈에 적절한 스트레스를 가해 골유합을 촉진시킨다. 그리하여 수술 부위가 더 빨리, 더 튼튼하게 아무는 데 도움이 된다.

수술 후에 해야 하는 재활 운동은 크게 고관절의 가동 범위를 넓히는 운동과 근력 운동, 걷기 운동이다. 고관절 골절 환자의 재활 운동은 나이와 근력 상태, 골절 형태와 위치에 따라 조금씩 다르게 진행되어야 하므로 전문가의 지도를 받아서 하는 것이 좋다.

── 재활 운동 1단계 : 수술 후 6주까지

수술 후 통증과 부기, 염증 가라앉히기, 고관절 가동 범위 넓히기, 보행 보조기의 도움을 받아 혼자 걸을 수 있게 하는 것이 1단계 운동의 목표다.

1. 발목 움직이기 : 혈액순환을 좋게 해 혈전 발생을 줄이고, 하지 근력 운동에 도움을 주기 때문에 걷기 시작할 때 안정감을 준다.

   ① 발목 밑에 쿠션이나 마사지용 원형 봉을 놓고 반듯하게 눕거나 앉는다.

   ② 다리를 심장보다 높은 위치에 올려놓는 것이 중요하다.

   ③ 발목을 몸쪽으로 당겼다가 먼 쪽으로 미는 동작을 해준다.

   ④ 반대쪽 발도 동일한 방법으로 당기고 밀어준다.

   ⑤ 30회 3세트 반복한다.

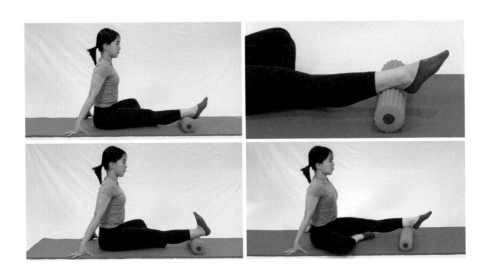

2. 허벅지 힘주기[대퇴사두근 강화]

① 무릎 밑에 동그랗게 만 수건이나 마사지 봉을 넣어 무릎이 살짝 구부러지게

　한 채 다리를 뻗는다.

② 허리를 곧게 펴주어 바른 자세가 될 수 있게 하고, 허리에 과도한 힘이 들어가지 않게 주의한다.

③ 허벅지에 힘을 주며 무릎을 쭉 펴준다. 20회 3세트 반복한다.

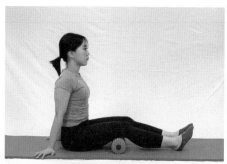
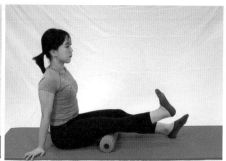
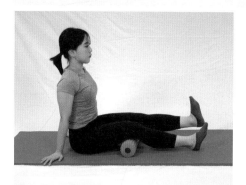

3. 다리 뻗은 채 바닥 누르기[햄스트링 강화]

① 다리를 곧게 뻗고 반듯하게 눕는다.

② 뒤꿈치로 바닥을 누르면서 허벅지 뒤 근육에 힘을 준 채 5초 이상 버틴다. 20회 3세트 반복한다.

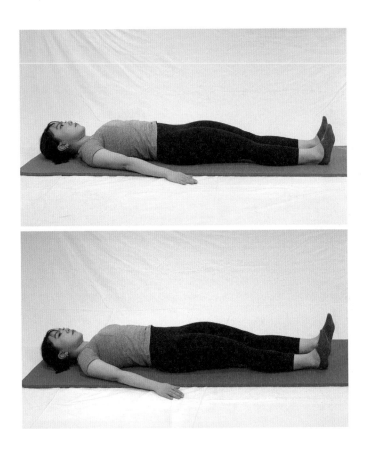

4. 체중 이동하기[체중 부하 연습, 고유수용감각(체중 이동과 함께 근육과 관절의 움직임, 신체의 위치를 감지하는 것) 훈련]

① 지지할 물건을 잡고 반듯하게 선다.

② 한쪽 발로 체중을 이동시켜 준다.

③ 발을 바꿔가며 체중이 다른 쪽 다리로 옮겨가는 것에 집중한다. 15회 3세트 반복한다.

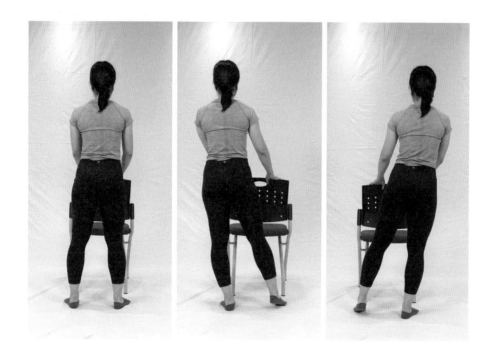

※ 환자의 상태에 따라 전문의와 상의해서 시행해야 한다. 골절이 심하거나, 뼈가 약한 경우 생략하는 것이 좋다.

5. 까치발 들기[종아리 근육 강화]

① 지지할 물건을 잡고 어깨너비만큼 다리를 벌리고 선다.

② 뒤꿈치를 들어올렸다가 내린다. 15회 3세트 반복한다.

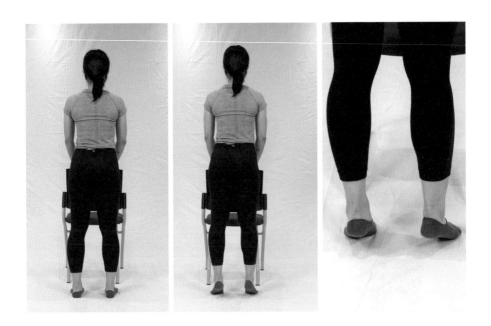

※ 환자의 상태에 따라 전문의와 상의해서 시행해야 한다. 골절이 심하거나 뼈가 약한 경우 생략

하는 것이 좋다.

━━━ 재활 운동 2단계 : 수술 6주 이후

관절 가동 범위를 더 넓히고, 허벅지 근력 강화 운동을 통해 정상적인 걷기가 가능
해지도록 하는 것이 2단계 운동의 목표다.

1. 허벅지 뒤 근육(햄스트링) 스트레칭

① 반듯하게 눕는다.

② 스트레칭하고자 하는 다리의 발바닥에 탄력 밴드를 걸어 다리를 들어올린다.

③ 90도까지 들어 올린 뒤 무릎이 굽혀지지 않게 하면서 탄력밴드를 당긴다.

④ 15초 정도 버틴 다음 천천히 다리를 내린다. 10회 3세트 반복한다.

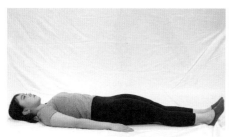
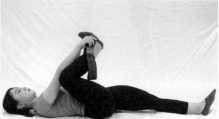
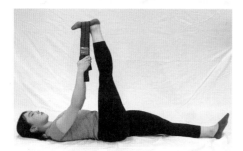

2. 종아리 근육 스트레칭

① 지지할 물건을 잡고 두 다리를 교차시켜 선다.

② 뒤에 있는 다리의 뒤꿈치를 바닥에 완전히 붙인다.

③ 반대쪽 무릎을 굽혀 종아리 근육을 스트레칭하며 20초 유지한다.

④ 반대쪽 다리도 같은 방법으로 스트레칭한다. 10회씩 2세트 반복한다.

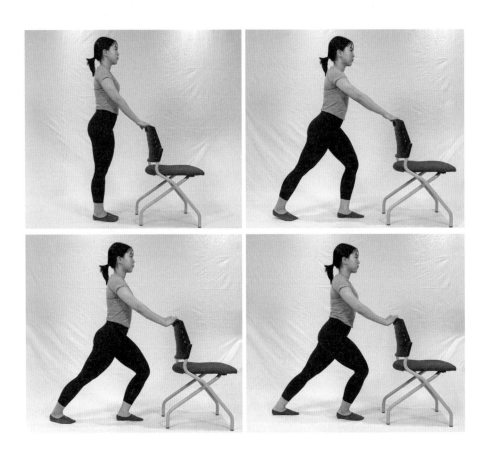

3. 높은 침상 앉았다 일어나기

① 높은 침상 앞에 어깨너비로 다리를 벌리고 선다. (의자나 높이가 낮은 침대에

　서 하면 고관절이 많이 꺾이기 때문에 좋지 않다)

② 천천히 앉았다가 일어난다. 10회 3세트 반복한다.

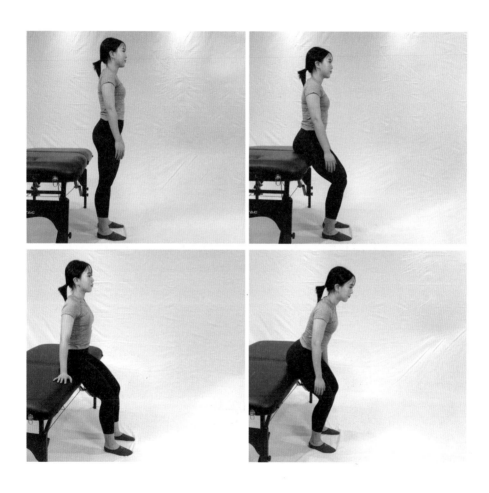

재활 운동 3단계 : 수술 12주 이후

수술한 다리로 스텝박스를 오르내릴 수 있고, 수술한 다리로만 선 채 중심을 잡고 10초 이상 버틸 수 있도록 하는 것이 3단계 운동의 목표다.

1. 코어 근육 강화 운동[관절 가동 범위 증진]

　① 반듯하게 누운 뒤 양쪽 무릎을 굽히고, 공을 잡고 두 팔을 위로 뻗는다.

　② 다리를 90도 각도로 올린 상태에서 한쪽 다리를 쭉 뻗는다.

　③ 뻗은 다리를 굽히면서 반대쪽 다리를 쭉 뻗는다. 10회 3세트 반복한다.

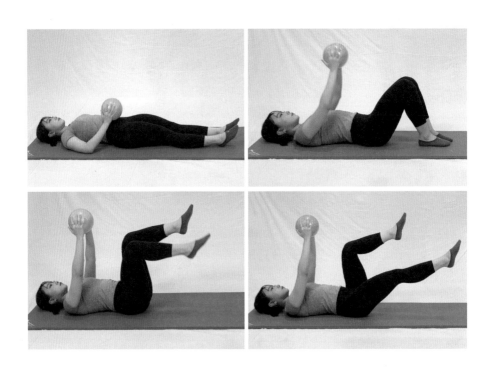

2. 누워 다리 들어 올리기[대퇴사두근 강화]

① 반듯하게 누운 뒤 발목에 탄력 밴드를 끼운다.

② 무릎이 굽지 않게 주의하면서 한쪽 다리를 천천히 들어 올린다.

③ 두 다리를 번갈아 15회 3세트 반복한다.

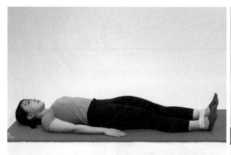
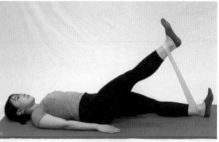
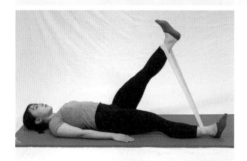

3. 스쿼트[대퇴사두근, 햄스트링 강화]

① 어깨너비로 다리를 벌리고 선다.

② 엉덩이를 뒤로 살짝 뺀 상태에서 천천히 앉았다가 일어난다.

③ 몸이 굽지 않게 주의하며 20회 3세트 반복한다.

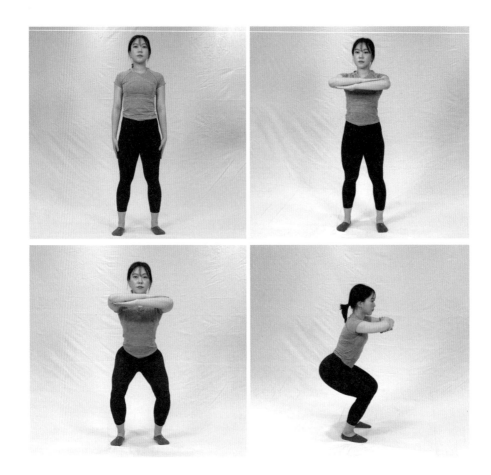

4. 스텝박스 오르내리기[대퇴사두근, 햄스트링 강화]

① 팔을 가슴 쪽에서 교차시킨 뒤 천천히 스텝박스 오르내리기를 반복한다.

② 고관절과 무릎, 발목이 바르게 정렬되도록 한다. 올라갔다 내려가는 것을 한

번으로 계산해 10회 3세트 반복한다.

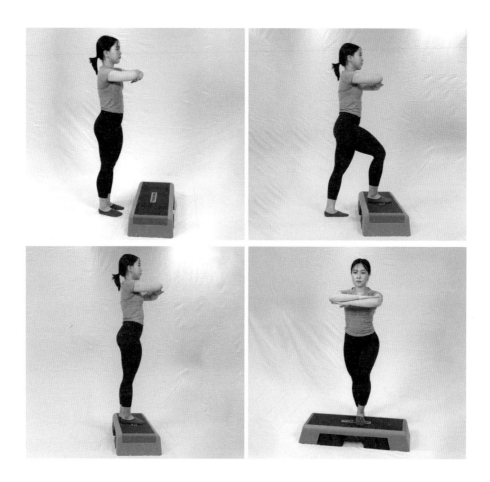

02

인공 고관절 치환 수술 후
관리와 운동 방법

인공 고관절 치환 수술을 받게 되면 수술 전후의 운동 부족으로 근육이 많이 약해진다. 따라서 수술 이후 적절한 근력 회복 운동을 해주지 않으면 고관절 치환 수술이 잘되었다고 해도, 원래의 기능을 회복하지 못할 수도 있다.

실제로 재활 운동을 잘하지 못하면 수술 후 절뚝거림이 사라지지 않기도 하고, 고관절의 가동 범위가 좁아져 움직일 때마다 불편함을 느끼기도 한다. 그렇게 되면 고관절이 제 역할을 못 하게 되면서 다른 관절에 부담을 줄 수 있다.

일반적으로 인공 고관절 수술 후에는 골유합이 필요 없기 때문에 골절로 인한 내고정술보다 더 빨리 재활 훈련을 시작하는 것이 좋다. 1~3주까지 발목 운동을 포함해 보조기를 이용한 걷기 훈련, 근력 감소를 막기 위한 가벼운 운동이 좋다.

4~6주에는 혼자 걷는 훈련을 통해 본격적인 관절 운동과 점진적인 근력 회복과

균형 회복 운동을 해야 한다. 그리고 6주 후에는 근력 강화 운동과 균형 유지 강화 운동을 본격적으로 시작해야 한다.

다만 환자의 인공 관절 고정 상태나, 환자의 기저질환 같은 것을 고려해 전문의와 상의한 뒤 기간을 조정할 필요가 있다.

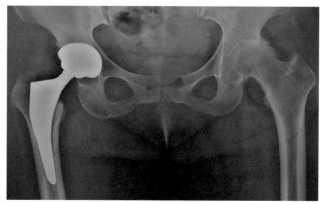

인공 고관절 치환 수술

수술 후 반드시 피해야 할 자세

인공 고관절 치환 수술 후 세 달 동안은 인공 고관절이 빠질 위험이 높기 때문에 조심해야 한다. 무엇보다 나쁜 자세를 취하지 않는 것이 중요하다. 예컨대 쪼그려 앉는 재래식 화장실 사용은 반드시 금해야 하고, 좌변기 화장실을 이용할 때도 앉고 일어설 때 상체를 심하게 구부리지 않아야 한다.

다음은 고관절이 빠지기 쉬운 위험한 자세들로, 수술 후 항상 조심하는 것이 좋지만 특히 수술 후 세 달까지는 절대 피해야 한다.

1. 다리 꼬지 않기

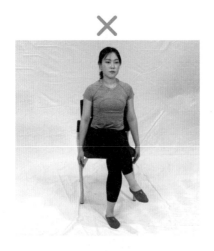

2. 과도하게 허리 숙이지 않기

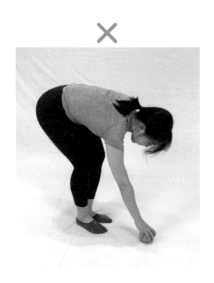

3. 낮은 의자 앉지 않기(고관절이 늘 무릎관절보다 높은 곳에 있게 해야 한다)

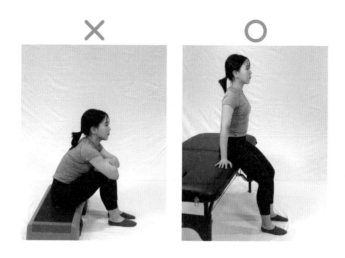

4. 누운 상태에서 다리 안쪽으로 돌리지 않기

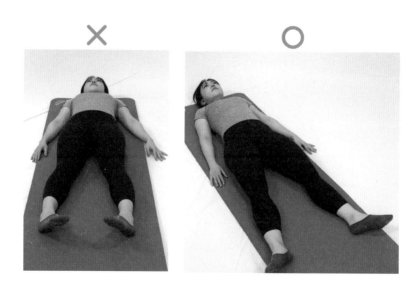

5. 옆으로 누울 때 반드시 다리 사이에 베개나 쿠션 넣기

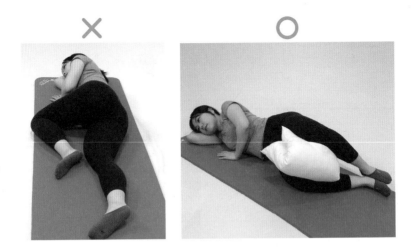

▬▬ 재활 운동 1단계 : 수술 후 ~ 3주

수술 부위를 보호하고, 인공 고관절이 빠지는 것을 막기 위해 해서는 안 될 자세나 움직임을 잘 익혀야 한다. 이와 함께 걷는 데 필요한 하체 근력 운동과 보행 보조기를 이용해 혼자 걸을 수 있게 하는 것이 1단계의 중요한 목표다.

1. 발가락 운동[빠른 회복을 위한 혈액순환 촉진]

① 발을 쭉 뻗고 앉거나 눕는다.

② 발가락을 힘차게 오므렸다가 힘차게 벌려 준다. 20회 3세트 반복한다.

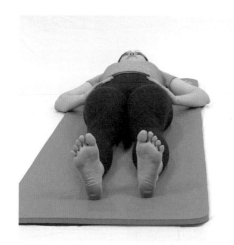
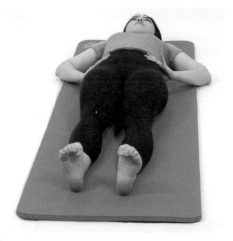

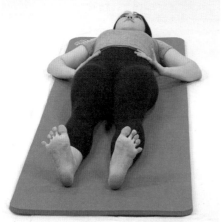

2. 고관절 수동적 굴곡 관절 가동 범위 운동 1단계

① 무릎을 펴고 반듯하게 눕는다.

② 보조자가 환자의 무릎이 굽혀지지 않도록 한 손으로 무릎을 살짝 잡고 다른 한 손으로 발뒤꿈
치를 들며 다리를 천천히 올려준다.

③ 통증 없는 부위까지 천천히, 90도 이상 과도하게 올라가지 않도록 주의하며 다리를 올렸다가
내려준다. 20회 3세트 반복한다.

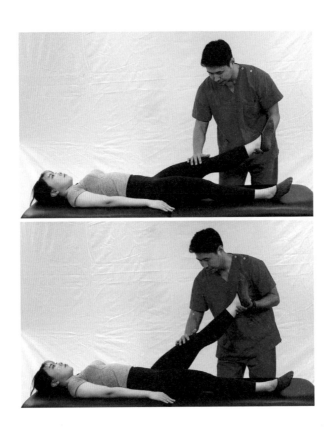

3. 고관절 굴곡 관절 가동 범위 운동 2단계

① 무릎을 펴고 반듯하게 눕는다.

② 보조자가 환자의 무릎이 90도 정도 굽혀지도록 잡은 채로 다리를 천천히 올려준다.

③ 통증 없는 부위까지 천천히 주의하며 다리를 올렸다가 내려준다. 20회 3세트 반복한다.

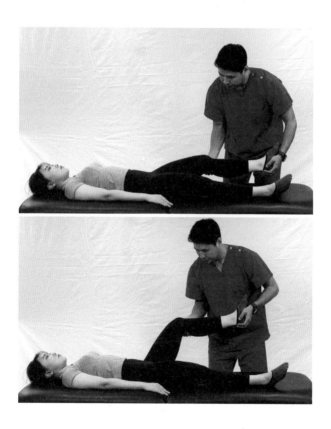

4. 힐 슬라이드[능동적 고관절 가동 범위 넓히기]

① 반듯하게 눕는다.

② 뒤꿈치가 바닥에서 떨어지지 않게 하면서 천천히 무릎을 세운다.

③ 고관절이 90도 이상 꺾이지 않게 주의하며 20회 3세트 반복한다.

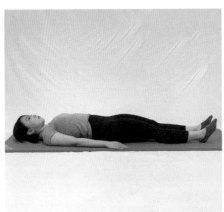
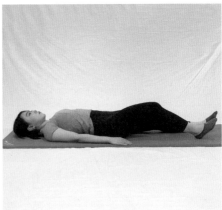

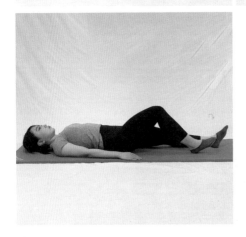

5. 누워 다리 옆으로 밀어내기[고관절 활성화]

① 반듯하게 눕는다.

② 다리를 살짝 벌리고 다리 사이에 베개나 스트레칭 폼을 끼운다.

③ 수술한 쪽 다리를 천천히 벌린다. 이때 40도 이상 벌리지 않도록 주의한다. 10회 3세트 반복한다.

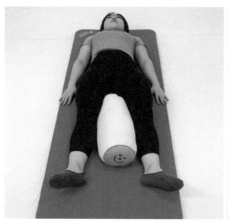
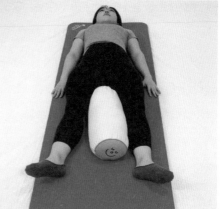
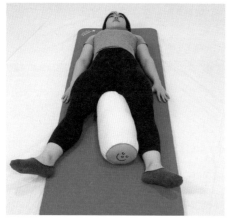

6. 발목 움직이기(p 294 참조)

7. 허벅지 힘주기(p 295 참조)

8. 까치발 들기(p 298 참조)

9. 높은 침상에 앉았다 일어나기(p 301 참조)

▬▬ 재활 운동 2단계 : 수술 후 4~6주

고관절 가동 범위를 충분히 확보하고, 근력 회복으로 고관절이 체중을 충분히 지탱할 수 있게 해 정상적인 걷기가 가능하도록 하는 것이 2단계 목표다.

　다만 인공 고관절이 빠지는 것을 막기 위해 3개월까지는 제한된 범위 내에서 고관절 운동을 해야 한다. 고관절 굽히기는 80~90도 이하로 해야 하고, 바깥쪽으로 다리 벌리기도 45도를 넘어가면 안 된다. 안쪽으로 다리를 돌릴 때도 몸 중앙을 넘지 않게 주의해야 한다.

　안정적인 일상생활이 가능하기 위해서는 균형 감각이 회복되어야 한다. 근력과 고관절 가동 범위가 회복되어도 균형 감각이 회복되지 않으면 넘어질 위험이 크다.

1. 고관절 구부리기[고관절 가동 범위 넓히기]

　① 반듯하게 누워 수술한 다리를 공 위에 올려놓는다.

　② 이때 무릎이 굽혀지지 않게 하고, 발목은 몸쪽으로 당긴다.

　③ 공을 몸쪽으로 천천히 굴려 고관절이 굽혀지게 한다.

　④ 고관절이 90도 이상 굽혀지지 않도록 주의하며 30회 3세트 반복한다.

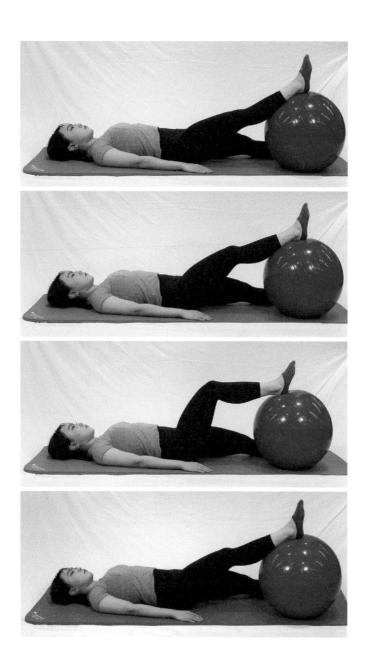

2. 엎드려 다리 들어 올리기[고관절 강화]

① 이마를 바닥에 대고 엎드린다.

② 무릎을 편 상태로 다리를 들어 올린다.

③ 반대쪽 다리도 같은 방법으로 들어 올린다. 10회 3세트씩 반복한다.

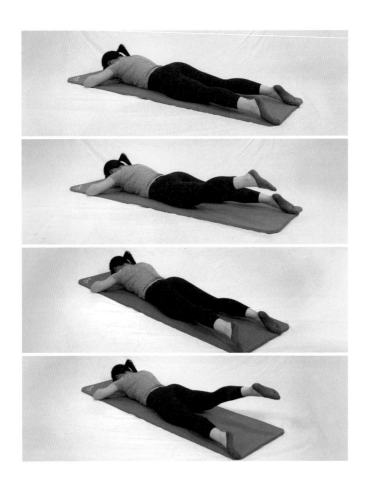

3. 등을 벽에 대고 앉았다가 일어서기[하체 근력 강화]

① 등을 벽에 대고 반듯하게 선다.

② 손은 가슴 부위에서 깍지를 끼고 다리는 한발 걸음 앞 위치에 어깨너비로 벌린다.

③ 반듯한 자세로 내려가 무릎을 구부린다(무릎이 너무 많이 굽혀지지 않도록 주의한다). 10회 3세트

　반복한다.

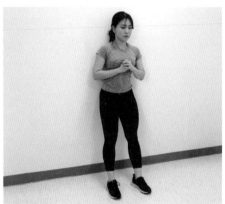
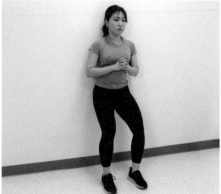
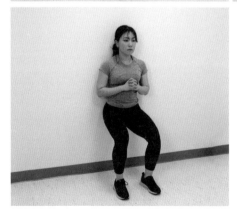

4. 서서 옆으로 다리 펴서 올리기

① 지지할 물건을 옆으로 잡고 반듯하게 선다.

② 한쪽 손을 허리에 올린다.

③ 다리를 옆으로 천천히 들어올린다.

④ 반대쪽 다리도 같은 방법으로 시행한다. 15회 3세트 반복한다.

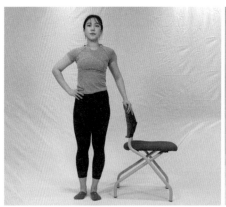

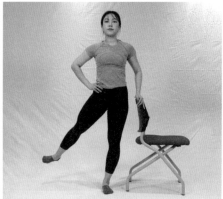

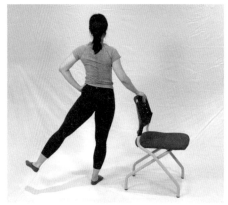

===== 재활 운동 3단계 : 수술 후 6~12주

수술 한 다리만으로 균형을 잡은 채 10초 이상 버틸 수 있고, 계단 오르내리기를 포함한 일상생활에 필요한 동작들을 원활히 해낼 수 있도록 하는 것을 목표로 하는 단계다.

수술 후 6주부터는 좀 더 강도 높은 고관절 강화 운동을 해야 한다. 누워서 또는 서서 할 수 있는 운동과 코어 근육과 연결시켜 하는 운동을 통해 고관절을 더 튼튼하게 하고, 고관절의 움직임을 더 부드럽게 하는 훈련이 필요하다.

다만 수술 후 12주까지는 인공 고관절이 빠질 위험이 여전히 크다. 따라서 고관절이 많이 안정화되었다고 해도 110도 이상 과도하게 굽히는 것은 피해야 한다. 그리고 과도하게 다리를 꼰다든지, 허리를 깊이 숙인다든지, 다리를 심하게 벌리고 앉거나, 심하게 쪼그려 앉는 자세는 피하는 것이 좋다. 이런 일상적인 자세가 고관절에 무리가 가지 않을 거라고 생각하는 사람들이 많지만 그렇지 않다. 건강한 사람들에게도 무리가 가는 동작들이기 때문에 반드시 피해야 한다.

고관절에 과도한 하중이 실리는 행동도 피해야 한다. 무거운 물건을 들거나, 높은 곳에서 뛰어내리는 것들이 여기 해당한다. 세라믹은 닳지는 않지만 강한 충격에는 깨진다. 다행히 최근 사용하는 4세대 세라믹은 망치로 내리쳐도 깨지지 않을 정도로 견고하지만, 이런 행동을 해서는 안 된다.

1. 일반 의자에 앉고 일어나기[하체 근력 강화]

① 일상적으로 앉는 의자를 준비한다.

② 엉덩이를 뒤로 살짝 빼고 무릎을 굽히면서 앉는다.

③ 일어날 때 상체를 앞으로 숙여 고관절에 가해지는 무게를 최대한 줄인다. 20회 3세트 반복한다.

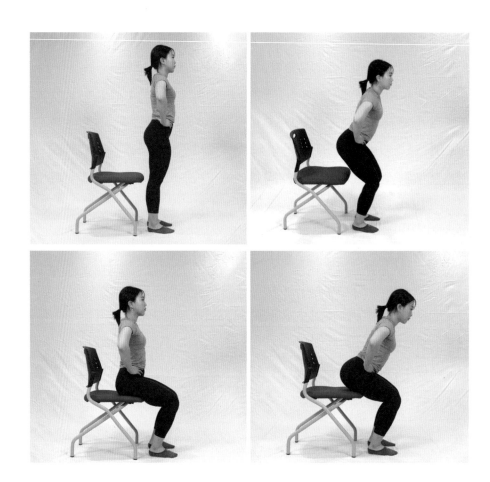

2. 한 발로 균형 잡기[균형감 훈련]

① 푹신한 쿠션이나 얇은 매트처럼 바닥이 불안정한 지면에 선다.

② 한쪽 발로 균형을 유지한 채 10초 이상 버틴다.

③ 다른쪽 발도 같은 방법으로 균형을 유지한다. 5회 3세트 반복한다.

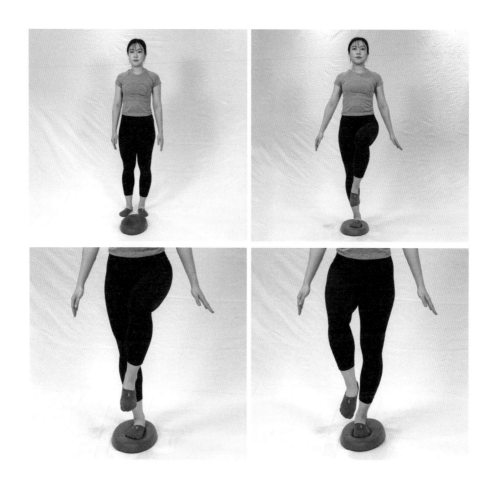

고관절 혁명

초판 1쇄 인쇄 · 2024년 6월 3일
초판 1쇄 발행 · 2024년 6월 20일

지은이 · 김태영, 조승익
펴낸이 · 이종문(李從聞)
펴낸곳 · (주)국일미디어

등 록 · 제406-2005-000025호
주 소 · 경기도 파주시 광인사길 121 파주출판문화정보산업단지(문발동)
　　　　서울시 중구 장충단로8가길 2, 2층
영업부 · Tel 02)2237-4523 | Fax 02)2237-4524
편집부 · Tel 02)2253-5291 | Fax 02)2253-5297

평생전화번호 · 0502-237-9101~3

홈페이지 · www.ekugil.com
블 로 그 · blog.naver.com/kugilmedia
페이스북 · www.facebook.com/kugilmedia
E-mail · kugil@ekugil.com

· 값은 표지 뒷면에 표기되어 있습니다.
· 잘못된 책은 구입하신 서점에서 바꿔드립니다.

ISBN 978-89-7425-916-7(13510)